医療機関における 暴力対策ハンドブック

～患者も医療者も安心できる環境をめざして～

【編著】

和田耕治
北里大学医学部公衆衛生学講師

三木明子
筑波大学大学院人間総合科学研究科准教授

吉川 徹
労働科学研究所副所長

中外医学社

執筆者一覧 (執筆順)

和田　耕治	北里大学医学部公衆衛生学教室講師
三木　明子	筑波大学大学院人間総合科学研究科看護科学専攻准教授
吉川　　徹	労働科学研究所副所長
黒田　梨絵	筑波大学大学院人間総合科学研究科看護科学専攻博士後期課程
鈴木まち子	前 川崎市立多摩病院副院長・看護部長
岡田　康子	(株)クオレ・シー・キューブ代表取締役
谷山　悌三	元 神奈川県警察秦野警察署長
池田　勝紀	船橋市立医療センター救命救急センター医長
山口　敏彦	筑波メディカルセンター病院渉外管理課課長
尾髙貴美子	前 仁厚会病院看護部長
日下　修一	獨協医科大学看護学部准教授
宮治　　眞	愛知県医師会総合政策研究機構プロジェクト室長/ 名古屋市立大学大学院医学研究科客員教授
天野　　寛	愛知県医師会総合政策研究機構主任研究員
加藤　　憲	愛知県医師会総合政策研究機構主任研究員
塩入　明子	がん・感染症センター東京都立駒込病院神経科
赤穂　理絵	がん・感染症センター東京都立駒込病院精神科医長
鈴木　典浩	前橋赤十字病院総務課長

推薦の言葉

　医療機関は患者にとっても，医療従事者にとっても安全で，安心できる場所であるべきというのは言うまでもないことです．しかし，近年の医療を取り巻く環境の変化により，一部の患者（さん）の中には医療従事者に対して不当なクレームや暴力などの違法行為に至ることが課題となっています．また，つらい症状があったり，不安で気持ちの余裕もなくなったりすることもあってか，病棟や外来においての患者同士のトラブルもまれではなく，こうしたことにも医療機関は対策が求められるようになっています．

　本書では，対策の骨子として，院長や理事長などの管理者が方針として，「医療機関を患者にとっても，職員にとっても安全で安心できる場にするためにいかなる暴力も容認しないということ，そして被害にあった場合には組織として守る」ということを示すことが強調されています．また，本書で紹介されている医療機関の取り組みの事例には組織として取り組む暴力対策の良好事例が豊富です．

　残念ながら医療従事者にかかる業務の負担の増大や高度化もあってか，患者をケアすべき医療従事者同士でもトラブルが発生しています．医療従事者の配慮が欠けて患者（さん）に結果的に暴力となるような事例もあり，こうしたことが起こりうることを想定して医療機関では対策を行う必要があります．最前線の取り組みからは，医療機関での暴力対策を多面で新しい切り口を知ることができるでしょう．

　本書では様々な優れた取り組みが示されていますが，どの医療機関も試行錯誤をしながら，安全で安心な環境作りができたことがうかがえます．そのためにも医療従事者のひとりひとりが暴力を許されないものと認識し，さらには暴力を容認しない文化をめざして時間をかけながら創り上げて行くことが必要です．

　また，本書は医療機関だけでなく，今後さらに重要性が増す介護施設にお

いても活用できそうです.

　本書をもとに，医療機関が自主的に暴力対策に取り組み，安全で，安心できる環境作りを進めることでさらに医療の質を高めていただけると幸いです.

　　　2011 年 4 月

　　　　　　　　　　　　　　　　　　　日本医師会常任理事　今村　聡

推薦の言葉

　「JRでも暴力急増，駅員受難」（朝日新聞1997年6月18日）という記事で，「首都圏のJR駅や車内で，駅員や乗務員が酒に酔った勤め帰りのサラリーマンに殴られるなどして負傷する事件が大幅に増えている．」と報じた．日常性の中に「暴力」が入り込んできたのはこの頃ではないかと思う．

　医療現場では何が何だかわからないうちに，自分自身に危害が及んでくることを認識しておかなければならない．こうした訓練やプロトコルの確立が遅れている．めったに起こらないからこそ見過ごされがちになるが，暴力は忘れた頃にやってくるのであり，これからは「接遇」とともに「暴行から身を守る法」についても学習する必要があろうと，当時，看護管理者であった私は書いている（井部，1997）．

　本書は，そうした問題認識に応えてくれるものである．本書での主張は明確である．つまり，医療機関でのあらゆる暴力は許されるべきことではない，ということである．暴力行為は犯罪であり，暴力行為者が患者であろうとなかろうと，暴力を受けたという事実に変わりはない．対象の年齢や疾患で暴力の定義は変わることはない．患者の安全や健康を守ることと同じくらい職員自身の安全と健康を守ることは大切であると述べている．そして暴力を生み出す職場の土壌を変えようと指摘している．

　本書では，さまざまな暴力が「職員から職員」（1章），「患者（家族）から職員」（2章），「患者から患者」（3章），「職員から患者」（4章）に発生することが論じられ，「医療機関での体制作り」（5章）が提案される．医療機関において暴力を容認しない「文化」を醸成する組織改革のためにトップの覚悟と熱意が重要であると説く．

　　　2011年4月

　　　　　　　　　　　　　　　　　聖路加看護大学学長　井部　俊子

はじめに

　医療機関で発生する「暴力」は，「患者やその家族から職員」に向けられた事象が近年課題として認識されています．しかし，こうした事象の背景には，その他の様々な暴力が存在していることを忘れてはなりません．例えば，「患者同士のトラブル・暴力」や「職員から患者に対する暴力」も，数は少ないですが犯罪行為としてメディアに取り上げられています．また，「職員同士のトラブル・暴力」も医療に携わる職種の専門性と縦割りの組織構造のなかで目立ってきています．例えばハラスメントなどの事例です．これは上司から部下へのハラスメントだけでなく，逆に管理者などが能力を問われて部下達に追い込まれるようなこともあります．

　暴力には様々な定義があります．本書では身体的暴力，精神的暴力（言葉の暴力，いじめ，ハラスメント）などを取り上げます．医療機関では以前より暴力が存在していました．しかし，行為者が「患者」であったため容認するという文化や，職員間の暴力を「指導」と認識せざるを得ない状況が少なからず存在したことが対策に二の足を踏ませることになっていたのかもしれません．

　医療機関では，あらゆる暴力は許されません．こうした事象は人の尊厳を傷つけるものであり，なによりも我々がめざす医療の質の向上を妨げます．

　暴力の対策を行ううえで最も重要なことは暴力発生の「予防」です．暴力発生を未然に防ぐ，あるいは最小に抑えることによって，医療機関が患者にとっても，職員にとっても安全な場となります．もちろん発生した暴力事例への対応も大事ですが，事例への対応だけを考えているようでは新たな事例の対応に常に追われることになります．

　たしかに医療機関でも暴力に対する対策が少しずつ始まっています．先進的な取り組みをしている病院も珍しくありませんが，良好事例（グッド プラクティス）が共有されていないことや，小手先だけの対策に終わって対策

が不十分な医療機関が多いのが実情です．また，医療機関で具体的な予防策を行う際に，「エビデンス」を求められることがありますが，予防の効果というのはなかなか見えづらいのが現状です．しかし時系列や場所ごとのデータをとって予防策をきちんと行えば次第に事象が減ってくるのが認識されるでしょう．

医療機関での暴力対策を抜本的に行うためには，大げさな言い方かもしれませんが，医療機関で暴力を容認しない「文化」を醸成する組織改革が必要です．場合によっては数年かかるかもしれません．そこで不可欠なことは医療機関のトップである院長や理事長などが職員を守るという強い意識をもつことと，対策を実行する熱心な担当者が必要ということです．暴力対策は地道な作業の繰り返しです．誰にとっても暴力は扱いたくない内容というのが本音です．そのため応援してくれる職員がなかなか集まらず，担当者が孤立していることもあります．また暴力に対応するストレスは非常に大きいため，担当者は自分自身のメンタルケアも不可欠です．本書を通してそうした担当者にもエールを送りたいと考えています．

本書の大きな特徴は「患者による職員への暴力」に限らず医療機関で発生する，様々な視点を取り扱っている点です．また，それぞれの章で取り上げた内容は初級編として，なるべく手に取りやすくなるように心がけました．紙面の都合で深く掘り下げた内容が紹介できないところもありますが，参考文献などでさらに深めていただければと思います．また，タイトルでは「医療機関」としていますが，同様の問題が起きている介護や福祉の場などでもお役にたつと考えています．

本書は医療機関で働くすべての職種の方々に読んでいただきたい書籍です．医療機関のトップである理事長や院長にも是非読んで頂き，自らが方針を示すことが重要であることを理解するだけでなく，実際の取り組みに汗をかいている人たちを「大事」にする気持ちをもって欲しいと思います．管理者は普段から予防に努めるだけでなく，事例が起きたとき，まず最初に「部下を守るにはどうしたらいいか」を考えるべきです．もちろん管理者でなく

とも，すべての職員は自分自身をどのようにして守り，組織の体制に参画するためになにができるかを考えていかなければなりません．

　本書を通じて，医療機関でのあらゆる暴力を予防し，発生しても早期に対応することで，患者にとっても職員にとっても安心できる環境を作り，本来の業務である医療の質を高めることに専念できるような組織作りの一助となればこのうえない喜びです．本書の出版にあたって中外医学社企画部の岩松宏典氏，他スタッフの方々に感謝申し上げます．

　　2011年4月

編集者一同

●本書の構成

　医療機関で暴力の対象となる人々は「患者やその家族」と「職員」に大別できます．暴力はそれらの間で起こりえます．図に示すように，①職員から職員に対して，②患者から職員に対して，③患者から患者に対して，④職員から患者に対して，の4つがあります．本書ではこれらを1〜4章の順にそれぞれ取り上げ，原因，対策などをまとめました．

　暴力は組織の課題です．たしかに個人の性格などで暴力の対象になりやすい人がいます．しかし，そうした職員がいたとしても，組織的に取り組んで具体的な予防策や早期の対応を行うことで医療機関で働く医療従事者，患者やその家族の安全を守ることができます．第5章では，組織的な対策を進めるうえで必要な体制の構築，取り組む意義などを概説します．また各章に「まとめ」をつけました．チェックリストも含んでおり，1頁に収めているので病棟のカンファレンスなどで配布し活用することができます．

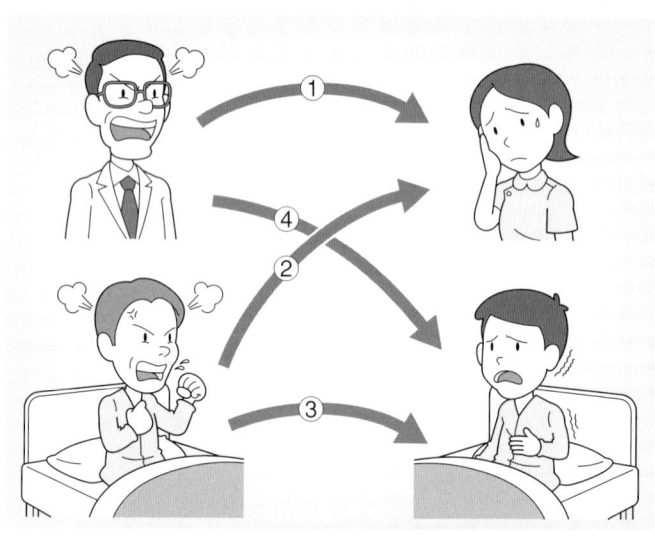

図　医療機関で起こりうる暴力のパターン

① 職員から職員に対して（1章）
② 患者から職員に対して（2章）
③ 患者から患者に対して（3章）
④ 職員から患者に対して（4章）

目　次

❶章　職員から職員への暴力 …………………………………………… 1

■■ 現状と対策 …………………………………〈三木明子　黒田梨絵〉 1
　A. 職場内で最も心理的負担が強いのは
　　　「職員間暴力」という事実 ………………………………………… 2
　B. 職員間暴力の被害者：6割が「何もできず」，
　　　相談するのは1～5割 ……………………………………………… 3
　C. 看護師が受ける職員間暴力の被害実態：精神的暴力が多い …… 3
　D. 職員間暴力の影響 ………………………………………………… 6
　E. 職員間暴力の被害事例 …………………………………………… 6
　F. セクハラ対策から職員間暴力対策，
　　　さらには院内暴力対策へ ………………………………………… 9

1. 職員間暴力の被害事例と対応 ……………〈三木明子　黒田梨絵〉 14
　A. 職員間暴力の被害を傍観する職員の存在 ……………………… 15
　B. 職員間暴力の被害事例と対応 …………………………………… 16

2. 看護部長の立場から見た職員間の暴力と対策 ……〈鈴木まち子〉 21
　A. 職員間の暴言・暴力の予防と対策 ……………………………… 21
　B. 当院の取り組み …………………………………………………… 24

3. 医療現場でパワーハラスメントが起きる背景と
　　発生時の具体的対応 …………………………………〈岡田康子〉 27
　A. 医療現場でパワーハラスメントが起きる背景 ………………… 27
　　1. ミスが許されない職場 ………………………………………… 27
　　2. ストレスフルな職場 …………………………………………… 28
　　3. スペシャリスト集団，組織統括の概念が少ない …………… 28

B. パワーハラスメント問題への具体的対応 …………………… 28
　　　　1. 窓口に相談するパワハラ問題 ……………………………… 28
　　　　2. 職場で解決するパワハラ問題 ……………………………… 30
　　　　3. 管理者の役割 ………………………………………………… 30
　　　　4. 一人一人の対応 ……………………………………………… 31
　　　　5. 相談しましょう ……………………………………………… 32
　4. 職員間暴力を防ぐ職場でのコミュニケーションの活性化
　　　　　　　　　　　　　　　　　　　　　　〈黒田梨絵〉 34
　　　A. 看護職員（看護師，クラーク，看護助手）による
　　　　職場活性化の取り組み ………………………………………… 34
　　　B. 救急外来における医師による看護師のモチベーションを
　　　　上げる取り組み ………………………………………………… 35
■ コラム─フィッシュ哲学 …………………………〈黒田梨絵〉 37
■ まとめ─職員から職員への暴力 …………………〈三木明子〉 39

2章　患者（家族を含む）から職員への暴力 ……… 41

■ 現状と対策 …………………………………………〈三木明子〉 41
　　　A. 医療機関における院内暴力の実態調査 ………………………… 42
　　　B. 最も暴力を受けているのは誰？ ………………………………… 44
　　　C. 暴力が発生する背景 ……………………………………………… 46
　　　D. 職場で取り組んでうまくいった成功事例 ……………………… 47
　　　E. 医療機関における職員の安全への配慮 ………………………… 49
　1. 患者からのセクハラ被害と対応 ………………〈三木明子〉 51
　　　A. セクハラは個人対応ではなく組織対応が基本 ………………… 51
　　　B. セクハラへの対応：「明確な意思表示」，
　　　　「密室化を作らない」，「複数対応」……………………………… 52
　　　C. 悪質なセクハラの対応：「書面による警告」，
　　　　「証拠の提示」…………………………………………………… 56

2. 医療従事者へのストーカーの予防と対応 ……………〈谷山悌三〉 58
 A. ストーカーから身を守る方法 …………………………………… 59
3. 船橋市立医療センターの取り組み
 —救命救急センター医長の立場から— ………………〈池田勝紀〉 61
 A. 当院における患者対応の3つの基本姿勢：
  「丁重，丁寧，低姿勢」 …………………………………………… 61
 B. 救急外来における患者，家族対応の実際 …………………… 63
  1. 電話対応編 ……………………………………………………… 63
  2. 救急外来編 ……………………………………………………… 66
  3. 暴言・暴力対応編 ……………………………………………… 68
 C. 今後の展望 ………………………………………………………… 72
4. 筑波メディカルセンター病院の取り組み
 —渉外管理課の立場から— ……………………………〈山口敏彦〉 73
 A. 暴力発生予防のための対策 ……………………………………… 73
  1. 要注意患者および家族の情報共有 …………………………… 73
  2. 暴力対策マニュアルと方針の策定 …………………………… 75
 B. 事例紹介 …………………………………………………………… 79
5. 川崎市立多摩病院の取り組み
 —看護部長の立場から— ………………………………〈鈴木まち子〉 83
 A. 暴言・暴力に対する当院の取り組みの経緯 ………………… 83
  1. 安全衛生委員会で暴言・暴力の実態調査 …………………… 86
 B. 患者・家族からの暴言・暴力に対する取り組みの実際
  ～予防，直後の対応，再発防止策～ ………………………… 88
  1. 病院の方針を明確にして病院全体で取り組む ……………… 88
  2. 暴言・暴力を受けた職員に対して …………………………… 89
 C. 各種マニュアル作成の整備と活用 ……………………………… 90
■ まとめ—患者（家族を含む）から職員への暴力 ………〈三木明子〉 91

3章　患者から患者への暴力 …………………………………… 93

現状と対策 ………………………………………〈和田耕治〉 93
A. 患者同士の暴言や暴力の発生状況 …………………………… 94
B. 対策のあり方 …………………………………………………… 94
  1. 医療機関としての方針を示す ……………………………… 94
  2. 小さなトラブルに迅速に対応する ………………………… 95
  3. 凶器になりそうなものを管理する ………………………… 96
  4. トラブル発生の際の対応を決める ………………………… 96
  5. 長期的な対策として「個室」化を検討する ……………… 96

1. 事前の対策で患者間トラブルを予防する ………〈尾髙貴美子〉 98
A. 暴言や暴力に至る背景と事例 ………………………………… 99
  1. 病院の設備事情を背景とするもの ………………………… 99
  2. 患者の状況認知（ニーズを含め）の差異を
     背景とするもの …………………………………………… 100
B. 予防策 ………………………………………………………… 100
  1. 設備・表示について検討し工夫を加える ……………… 100
  2. 五感を働かせた状況把握と看護判断と対応 …………… 101
  3. 入院中の生活ルールをしっかり明示する ……………… 102
  4. 自分達が事前対処できる範囲を知っておく …………… 102
C. 患者間のトラブルが発生した時の対応方法 ……………… 102
  1. 患者同士で解決が可能な場合 …………………………… 102
  2. 看護師が仲裁に入る場合 ………………………………… 102
  3. 専門の担当者（保安員，夜間など人数の少ない時は
     事務当直や男性医師など）に通報が必要な場合 ……… 103
D. 事後対応 ……………………………………………………… 103
  1. 被害者のケア ……………………………………………… 103
  2. 事後報告 …………………………………………………… 104

2. 精神障害が関係する患者間暴力への対応 〈日下修一〉 106
  盗食して患者が殴られた場合 106
  幻聴により他の患者に暴力をふるった場合 108
  認知能力の低下により，他患者の部屋に入り
   傷害を負わせた場合 109
  精神障害者が消化器外科に入院中に他患者を殴った場合 110
3. 患者間のトラブル防止と警察通報の判断 〈谷山悌三〉 114
 A. 患者間のトラブルの原因 114
 B. 患者間のトラブル防止策 115
  1. 病院の管理権を確立し行使する 115
  2. マニュアルの整備 115
  3. 情報の共有化をはかる 115
  4. 病室の個室化 116
  5. 現金持ち込み禁止の厳守 116
 C. 警察との連携と協力体制の確立 116
  1. 警察に通報すべき暴力行為 116
  2. 警察への通報基準 117
  3. 誰が警察へ通報するか 117
  4. 警察との連携強化策 117

■ コラム―前橋赤十字病院の取り組み
  「よろず相談メモ」の活用 〈鈴木典浩〉 119
■ まとめ―患者から患者への暴力 〈和田耕治〉 120

4章 職員から患者への暴力 121

■ 現状と対策 〈和田耕治〉 121
 A. 職員から患者への暴力の事例 121
 B. 予防と対応のための体制作り 123
 C. ロールプレイによる教育 124
 D. 破壊的行動をとる医師（Disruptive physician） 125

　　　　　E. 外部の相談窓口 ……………………………………………… 125
1. 事例から読み解く─看護師が起こした傷害事件─
　　　　　　　　　　　　　　　　　　　　………………………〈三木明子〉 126
　　　　　A. 京都大学医学部附属病院の看護師による患者への傷害事件
　　　　　　 ─不必要なインスリン投与により患者が意識障害─ ……… 128
　　　　　B. 佐用共立病院の看護師による患者への傷害事件
　　　　　　 ─6人の患者の肋骨を折る─ ………………………………… 130
　　　　　C. 看護師による患者への傷害事件防止のために ……………… 132
2. 愛知県医師会医療安全支援（苦情相談）センターの事例を通して
　　　　　　　　　　　　　　………………〈宮治 眞　天野 寛　加藤 憲〉 135
　　　　　A. 対象事例の抽出 ………………………………………………… 135
　　　　　B. 対象事例の言葉上の内容の吟味 ……………………………… 136
　　　　　C. 検証事例から透見できるもの ………………………………… 137
3. 医療従事者がトラブルを起こすとき─精神科医の立場から─
　　　　　　　　　　　　　　　　　　　　…………〈塩入明子　赤穂理絵〉 143
　　　　　A. 医療従事者本人に精神的な問題がある場合 ………………… 143
　　　　　B. 本人以外の要因がある場合 …………………………………… 144
■ コラム─「ドクハラ」に関連した悪質な反社会勢力や
　　　　　　マスコミの対応 ……………………………〈谷山悌三〉 149
■ まとめ─職員から患者への暴力 ……………………〈和田耕治〉 151

5 章　医療機関での体制作り …………………………………… 153

1. 医療機関で発生する暴力は組織的な取り組みで克服する
　　─実態と対策─ ……………………………………〈和田耕治〉 153
　　　　　A. 暴力対策を進めるための7つのステップ …………………… 154
　　　　　B. 対策が進む医療機関の特徴 …………………………………… 161
　　　　　C. 対策に取り組む意義 …………………………………………… 161

2. 医療機関における組織的な取り組みのための参加型プログラム
   の実施―アクションチェックリストの活用―
   ……………………………………〈吉川 徹　和田耕治〉163
   A. 暴力対策のための職員参加型研修の企画……………… 163
   B. 組織としての取り組みのヒントと活用できるツール……… 167
      1. アクションチェックリスト………………………………… 167
      2. チェックリスト活用のヒント……………………………… 168
- コラム―暴力後に行うメンタルケア………………〈三木明子〉170
- まとめ―医療機関での体制作り………………………〈和田耕治〉173

- 医療機関における安全で，安心な環境づくりのための
  改善アクションチェックリスト2011…………………………… 174

索　引………………………………………………………………… 177

1章
職員から職員への暴力

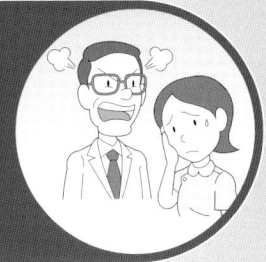

■ 現状と対策

はじめに

　医療現場では患者からの暴力だけでなく，職員同士の暴力という問題も昔からありました．しかし，職員同士のトラブルはどの職場でも存在するという程度の認識で，暴力の問題として扱われてきませんでした．たとえ組織が職員同士の暴力の事実を確認したとしても，圧力をかけられた被害者は被害届を出すこともなく，また加害者には罰則が適用されるわけでもありません．

　実は患者からの暴力以上に，職員間の暴力は深刻な問題を抱えています．被害者の声を紹介すると，「あなたにも問題があるのではないかと責められた」，「自分がいなくなればよいのかと自殺を考えた」などの声があげられています．後述しますが，実際に，先輩看護師からのいじめで准看護師が自殺するという事件が発生しています[1]．

　専門家のなかでも暴力の用語は様々に用いられ，共通した定義はありません．例えば，ハラスメントにいじめを含んだり，モラルハラスメントをいじめと表現するなどが例としてあげられます．そこで本章で取り扱う職員間の暴力の定義ですが，大きく身体的暴力と精神的暴力の2種類に分類します．精神的暴力のなかに言葉の暴力，いじめ，ハラスメント，脅しを含むことにします．ハラスメントは，パワーハラスメント（パワハラ），セクシャルハラスメント（セクハラ），モラルハラスメント（モラハラ）などがありますが，本章ではハラスメント全体を表現する際にはハラスメントと表記し，特定する場合には，パワハラと区別して表記します．暴力についても同じです．

　本章では，まず職員間の暴力の現状と対策について，そして職員間の暴力

被害の事例と対応について紹介します．鈴木氏には看護部長の立場から見た職員間の暴力と対策という内容で，病院内のハラスメント防止委員会の取り組みについて具体的に紹介いただきました．また岡田氏には，医療現場でなぜパワーハラスメントが起きるのか，その背景を解説いただき，個人と管理者とに分けて，発生時の具体的対応を紹介いただきました．黒田氏には，職員間暴力を防ぐ一つの方策として，職場のコミュニケーションを活性化させるためのヒントを，さらに近年注目されているフィッシュ哲学についてコラムで紹介いただきました．

A 職場内で最も心理的負担が強いのは「職員間暴力」という事実

2009年4月に「心理的負荷による精神障害等に係る業務上外の判断指針[2]」が一部改正されました．それによると，心理負荷評価表に係る具体的出来事として，「研修，会議等の参加を強要された」，「上司が不在になることにより，その代行を任された」，「複数名で担当していた業務を1人で担当するようになった」，「ひどい嫌がらせ，いじめ又は暴行を受けた」などの12項目が新たに追加されています．そのうち強度Ⅲは「ひどい嫌がらせ，いじめ又は暴行を受けた」という1項目であり，職場内の暴力は心理的負荷が高いことが示されています．夏目ら[3]の研究でも91のストレッサーのうち最も強いストレッサーは「嫌がらせ，いじめ，または暴行を受けた」で

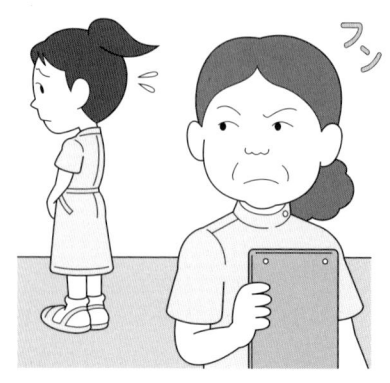

あると報告されています．つまり，職場内で最も心理的負担が強いのは職員間暴力といえます．

B 職員間暴力の被害者：6割が「何もできず」，相談するのは 1〜5割

2009年6月の日本看護倫理学会で，高田早苗教授の研究グループが行った 12 病院の調査結果によると，過去1年間に職員間の暴言・暴力被害を受けたのは 37％（1,045 人）でした．項目の中では「ささいなことで目くじらを立てる」が多く，加害者は上司（11.4％），他職種（7.3％），同僚（6.9％）であったと示されています．被害者の約6割が職員間暴力に対し「何もできなかった」と回答し，高田氏は「病院は実態を直視し実行ある対策をとることが必要だ」と指摘しています．

看護職員が職員から暴力を受け，上司に相談した結果，「我慢しなさい」，「あなたが悪い」，「あなたにも原因がある」と二次被害を受けたことが報告されています[4]．また，職員間の暴力を受けても相談しない職員は 53.1％で，「言っても仕方がない」，「相談しても対応してくれない」，「あきらめるしかない」，「いつものこと」，「自分さえ我慢すればよい」が理由にあげられています[4]．

研修医においては，暴力被害の相談をした割合は 12.0％（患者暴力，職員間暴力の両方を含む）と報告されています[5]．つまり，看護職員においては2人に1人，研修医においては 10 人に1人の割合でしか，暴力被害を報告していないのです．

C 看護師が受ける職員間暴力の被害実態：精神的暴力が多い

本来，職員間の暴力の現状を把握するためには，各職種の立場から被害実態を示す必要があります．しかし，職員間暴力の被害実態の報告が非常に少ないのが現状で，本稿で示すデータは看護師の立場から見た結果が多いことをご了承下さい．

看護師が受ける職員間暴力の実態調査[6]では，精神的暴力 89.7％，セクハラ 50.0％，身体的暴力 35.3％の順で，最も受ける頻度の高い暴力は精神

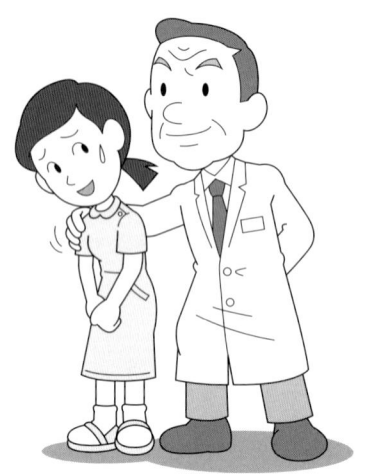

表 1-1 看護師が受けた職員間暴力の実態（人）

		身体的暴力	精神的暴力	セクハラ
職位間	上司	8	74	7
	先輩	14	102	11
	同僚	7	37	4
職種間	医師	28	126	63
	検査技師	0	3	2
	薬剤師	0	2	0
	事務職	0	2	1
	看護助手	0	5	2
合計		57	351	90

文献6より作成（一部改変）

的暴力であることがわかっています（表 1-1）．加害者と暴力の種類との関係をみると，職位間では先輩からの精神的暴力の件数が最も多く，職種間では身体的暴力，精神的暴力，セクハラ，いずれの暴力においても件数が高かった加害者は医師という結果でした[6]．このことから，医師と看護師間の良好な関係づくりが職員間暴力を防止する上で重要といえます．

　看護職員や研修医が受ける職員間暴力の実態ですが，看護職員の過去1

表 1-2 看護職員や研修医が受ける職員間暴力の実態

著者（発行年）	対象者	暴力被害経験率	加害者
黒田，他[4] （2009）	看護職員　147人 　看護師　　104人 　看護助手　　10人 　介護福祉士　14人 　クラーク　　 7人	調査期間：過去1年間 職員間暴力被害 　経験率　　　43.5% 　身体的暴力　 4.8% 　精神的暴力 　　言葉の暴力 23.8% 　　いじめ　　 33.3% 　性的暴力　　 2.0% *職員間暴力のみ	看護師（上司，先輩， 　　　後輩の順で多い） 医師 介護福祉士
Nagata- Kobayashi S, et al[5] （2009）	研修医 355人	調査期間：研修医の 　　　　　2年間 職員間および患者暴力 被害経験率　84.8% 全体 　身体的暴力 18.3% 　言語的暴力 72.1% 　セクハラ　 42.5% 男性研修医（228人） 　身体的暴力 25.0% 　言語的暴力 83.8% 　セクハラ　 33.8% 女性研修医（127人） 　身体的暴力 6.3% 　言語的暴力 86.6% 　セクハラ　 58.3% *患者暴力を含む	全体 　医師　　　　34.9% 　　先輩医師　23.4% 　　研修医　　 8.5% 　　他の医師　16.3% 　患者　　　　21.7% 　看護師　　　17.2% 男性研修医 　医師　　　　25.4% 　看護師　　　18.0% 　患者　　　　11.4% 女性研修医 　医師　　　　52.0% 　患者　　　　40.2% 　看護師　　　15.7% **重複回答

年間における職員間の暴力の被害経験率は43.5%[4]，研修医課程2年間における暴力（患者暴力を含む）の被害経験率は84.8%[5]でした（表1-2）．職員間暴力では，言語的暴力を受けやすく，次いでセクハラ，身体的暴力であることがわかります．男性研修医と女性研修医を比較すると，男性のほうが身体的暴力を受け，女性のほうがセクハラを受けやすいことがわかります[5]．男性研修医への暴力の加害者は，医師，看護師，患者の順で，一方女性研修

医は医師，患者，看護師の順であり，その傾向が異なります[5]．いずれにしても力の弱い者に暴力が向けられるという点では，共通しているといえます．

D 職員間暴力の影響

看護職員における職員間の暴力の影響には，動悸・胃炎・嘔気・頭痛・過呼吸・めまい・持病の悪化（身体的反応），抑うつ状態・恐怖感・不安・希死念慮（精神的反応），退職・就業困難・離職意向（行動的反応）が報告されています[4]．また心身症，メニエール病，突発性難聴を発症した，持病が悪化したという影響もあります[4]．研修医は，勤務意欲の低下，うつ病，勤務継続困難，不眠症や食欲低下などの健康問題，恐怖感，退職といった影響が報告されています[5]．

そして，職員間の暴力を受け，職場を去った看護職員は，「夜，涙が止まらなくなる」，「今でも思い出すと動悸がして気分が悪くなる」，「看護師として働きたいが，考えると過呼吸を起こす」，「医師を見ると涙が出る」，「症状が継続している」と長期的な影響を認めることも報告されています[4]．

E 職員間暴力の被害事例

筆者らが実施した看護職員の職員間暴力の調査から，被害事例を紹介します．事例は個人が特定されないように，一部編集を加えました．

事例 1

加害者：医師（40代，男性）
被害者：新人看護師（20代，女性）
【暴力の被害状況】
　初めての夜勤での出来事．深夜勤務は先輩2人を合わせて3人勤務だった．朝早く医師が手術後の患者の消毒処置に来た．慣れないながらも，処置の介助に1人でついた．「イソジン」，「遅い」，「早く！」などと

医師より強い口調で急かされ,どうしたら良いのかわからなくなってしまった.患者さんに申し訳なく感じながら,緊張しながら懸命に処置の介助をした.処置が終了した後に医師から「よくこんなんで看護師になったね.信じられないよ,はあ」と言われため息をつかれ,使用済みの針を投げつけられ,針が腕に刺さった.誰にも相談できず,看護師になった自分を責めた.仕事のことを考えると吐き気や動悸,恐怖を感じるようになり,仕事に行けなくなり,退職した.

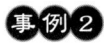

加害者:看護師(50代,女性)
被害者:介護福祉士(30代,女性)
【暴力の被害状況】
　患者が突然体調を悪くし,継続していたリハビリが一時中断となった.徐々に患者の体調が回復し,「リハビリ再開はどうですか」と担当看護師に相談すると,「え,介護士なのに何様?何でいちいち私に報告するの?報告しなくてもリハビリに連れて行けばいいじゃない!」と人前で大声で怒鳴られた.「体調不良で長期間ベッド上で過ごされていた患者がリハビリを再会する時は担当看護師からの指示をリハビリ室に報告することになっているのではないですか」と伝えたら,怒り出し,私の顔をバシッと叩いた.
　その後,完全無視,わざと小声で突き刺さるようなひどい言葉を言ったり,人前でバカにするような言葉を言ったり,会話の中に入れないようにする.針のむしろにいるような毎日.誰にも相談できない.他の職員も気づいているが,ターゲットになることがわかるので,見て見ぬふりをする.働きづらくなり,職場を変更した.

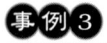

加害者：師長（50代，女性）・先輩看護師（30代，女性）
被害者：新人看護師（20代，男性）
【暴力の被害状況】
　受け持ち患者の点滴を先輩看護師が間違えて施行した．先輩から「私は今忙しいから，お前が始末書を書きなさい」と言われ，（患者間違いの）始末書を自分が書かされた．そのミスに対し，一緒に働いた先輩看護師や師長への謝罪がなかったと，職場のスタッフから無視された．師長に相談したら，「新人だから先輩の顔をたてなさい」と言われ，事実を口止めされ，院長にまで謝罪するように言われた．
　その後，退職希望は受理されず，辞めるまで職場で無視され続け，1人で勤務せざるを得なかった．点滴ミスの件は，自分と師長とミスをした看護師の3人しか知らなかった．

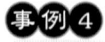

加害者：先輩看護師（年代不明，女性）
被害者：新人看護師（20代，女性）
【暴力の被害状況】
　先輩看護師がアトピー性皮膚炎のことを「汚い」，「その手だと，感染の媒介になっちゃうよ．ちゃんと病院に行ってるの？」，「この職業やってたらアトピー治らないから，今のうちに違う仕事考えろ」と冷たく言われ続けた．
　アトピーは徐々に悪化し，病院に通っても治らなかった．休みを取得し，休養をとったが，アトピーは改善せず，退職した．

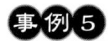

加害者：医師（40代，男性）
被害者：看護師（30代，女性）
【暴力の被害状況】
　手術中に器械出しを間違え，「これじゃない」とクーパーを投げつけられ，手術中に使用する滅菌生理食塩水を頭からかけられた．
　配属異動希望を出した．その医師の手術で，直接介助を行うことができなくなった．

F　セクハラ対策から職員間暴力対策，さらには院内暴力対策へ

　2007年の男女雇用機会均等法の改正で，セクシャルハラスメント防止のための事業主の「配慮義務」が「措置義務」に強化されました．この改正では，違反をした事業主に改善の勧告をしても従わなかった場合，制裁措置としてその旨を公表するとしています（表1-3）．また都道府県労働局長が求めたセクハラ対策に関しての報告を事業主がしなかった場合，または虚偽の報告をした場合に，罰則として20万円以下の過料に処するとしています．
　厚生労働省の指針では，セクハラ対策について，雇用管理上必要な措置として9項目の具体的な指示を示し，事業主に義務づけていますが，表1-4はセクハラを暴力に置き換えて表記してみました．現時点で，セクハラ対策以外は法律による規制がありませんので，職員間暴力対策や院内暴力対策を

表1-3　改正男女雇用機会均等法の特徴

- 男性に対するセクハラも対象に
- セクハラ対策を事業主に義務づけ
- 講ずべき具体的な措置を例示
- 事業主と労働者の紛争を調停などの対象に
- セクハラ是正指導に応じない場合，企業名を公表
- 報告の求めに応じない場合は過料に

表 1-4 事業主が院内暴力対策で講ずべき 9 つの措置

1. 暴力の内容と方針の明確化と周知・啓発
2. 暴力行為者への厳正な対処方針の明確化と周知・啓発
3. 相談窓口をあらかじめ定める
4. 相談窓口の担当者が相談に対し，その内容や状況に応じ適切に対応できるようにすること
5. 事実関係を迅速・正確に確認すること
6. 行為者・被害者に対する適切な措置
7. 再発防止に向けた方針の明確化と周知・徹底
8. プライバシー保護のために必要な措置を講ずる
9. 相談者，調査協力者に対する不利益な取扱いを防止

実施しなくても制裁措置や罰則はありません．しかし，医療現場で職員が安心して安全に働けるためには，セクハラ対策を院内暴力対策に言葉を置き換えて，取り組むことが必要となります．以下に院内暴力対策について，事業主がセクハラ対策で講ずべき 9 つの措置を参考に示します．

1. 暴力の内容と方針の明確化と周知・啓発

就業規則，職場における服務規律を定めた文書（職員の心得や必携，行動マニュアルなど）において，暴力の内容，暴力があってはならない旨の方針を規定し，職員に周知・啓発します．病院内の広報誌，パンフレット，ホームページを活用し，全職員に確実に周知されるよう方法を工夫します．また職員に周知・啓発するための研修や講習会を実施する際には，調査で実態を把握したうえで，職階別に分けて実施し効果を上げたほうがよいでしょう．

2. 暴力行為者への厳正な対処方針の明確化と周知・啓発

就業規則，服務規律に暴力を行った者に対する懲戒規定を定め，職員に周知・啓発します．暴力行為者に対しては，懲戒規定が適用されることを明確にし，厳正に処分する旨の方針と対処方法の内容を就業規則に規定することが重要です．管理職と職員に周知されることで，職員同士の人間関係のトラブルと扱われずに，組織の方針に沿って対処していくことが期待できます．

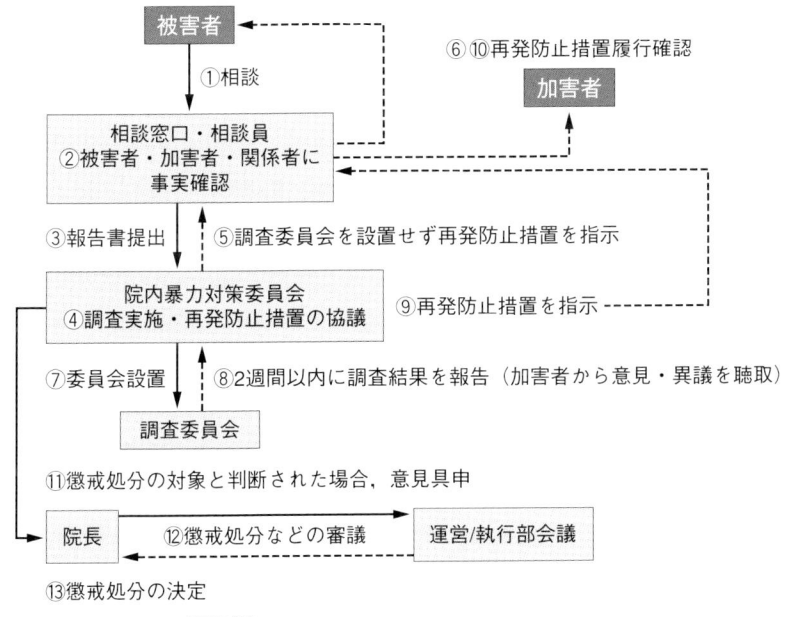

図 1-1 院内暴力防止対策のフローチャート

3. 相談窓口をあらかじめ定める

　院内で発生した暴力について，たいていの職員は報告・相談することに躊躇します．被害者は窓口に相談した後，どうなるのか心配で相談できないとの声も聞きます．そのため，図1-1のように院内の暴力防止対策のフローチャートを準備し，視覚的にイメージできるとよいと考えます．また，相談した結果として再発防止に向けた対応がとられること，プライバシー保護や相談することで不利益な取扱いを受けないことが保障されることで，相談しやすくなります．さらに面談形式だけでなく，電話やメールなどの複数の方法で職員が利用しやすく工夫する必要もあります．相談員は相談の受け方，カウンセリングなどの研修を受けておくことを条件とするか，外部の機関に相談への対応を委託するか，いずれにしても体制を整備します．

4. 相談窓口の担当者が相談に対し，その内容や状況に応じ適切に対応できるようにすること

　暴力を未然に防止する観点から，相談範囲を限定せずに，幅広く相談に応じます．また相談後に問題を放置するとさらに問題を悪化させることにつながるため，初期の段階で暴力の芽を摘む適切な対応ができるようにします．また相談員は中立的な立場に立って対応し，二次被害（相談員の言動によりさらに被害を受けること）を防止することも必要です5章の「コラム」参照．

5. 事実関係を迅速・正確に確認すること

　相談窓口の担当者が相談者と行為者の双方から事実関係を確認します．多くは両者の主張は異なり，事実関係も不一致があり，十分に事実の確認ができない場合があります．この時は第三者からも事実を聴取するなどの措置を講じます．それでも事実確認が困難な場合（セクハラに限定）は，均等法18条に基づいて中立的な第三者機関[7]に紛争処理を委ねることも示されています．

6. 行為者・被害者に対する適切な措置

　病院内で定めた規定に基づき，行為者に対して必要な懲戒や措置を講じます．被害者と行為者の間の関係改善に向けての援助，引き離すための配置転換，行為者の謝罪，被害者の労働条件の不利益の回復の措置を講じます．職員間の暴力の問題を軽視したり，温情措置で済ませることのないように，公正なルールに基づいて行為者に制裁を行うことが重要です．

7. 再発防止に向けた方針の明確化と周知・徹底

8. プライバシー保護のために必要な措置を講ずる

　7.8.については，解説は不要と考えます．

9. 相談者，調査協力者に対する不利益な取扱いを防止

就業規則などの文書に，相談者や事実確認に協力した人がそのことを理由に解雇などの不利益な取扱いをされない旨を規定することや，職員にそのことを周知・啓発することが必要です．

■文献

1) http://www.miraikan.go.jp/hourei/case_detail.php?id=20080328162157
2) 黒木宣夫．「心理的負荷による精神障害等に係る業務上外の判断指針」の一部改正について．産業精神保健．2009; 17(3): 172-7.
3) 夏目　誠，岡田　章，永田頌史，他．平成14年委託研究報告書ストレス評価表の充実強化に関する研究．厚生労働省労働災害科学研究．2003. p.21-43.
4) 黒田梨絵，三木明子．看護職員が受けた職員間暴力の実態とその影響—暴力の経験率と被害事例からの対応と検討—．第40回日本看護学会論文集．看護管理．2009; 69-71.
5) Nagata-Kobayashi S, Maeno T, Yoshizu M, et al. Universal problems during residency: abuse and harassment. Med Educ. 2009; 43: 628-36.
6) 黒田梨絵，三木明子，友田尋子．看護師が病院職員から受けた暴力の実態．第39回日本看護学会抄録集．看護管理．2008; 345.
7) http://www.mhlw.go.jp/general/seido/koyou/woman/dl/data01.pdf

〈三木明子，黒田梨絵〉

1 職員間暴力の被害事例と対応

はじめに

　職場内のいじめが原因で 21 歳の男性准看護師が自殺した事件をご存じでしょうか．すでに職場でいじめを行った先輩看護師に 1,000 万円，病院に 500 万円の慰謝料の支払いが命じられています（2004 年 9 月 24 日　さいたま地裁）．職員同士の私的な人間関係のトラブルに，なぜ病院が責任をとらされるのでしょうか．疑問に思うかもしれません．確かに，病院側は被害者の自殺の責任までは問われていません．しかし，いじめを認識していながら防止できなかった過失は認められているのです．

　この事件のいじめ行為は 3 年間という長期にわたる悪質なもので，職場の仲間が加担して集団でいじめたことがわかっています．病院がとらされた責任は，男性の先輩看護師や同僚から被害者がいじめられている事実を認識可能だったのにもかかわらず，なんら防止する措置をとらなかったことにあ

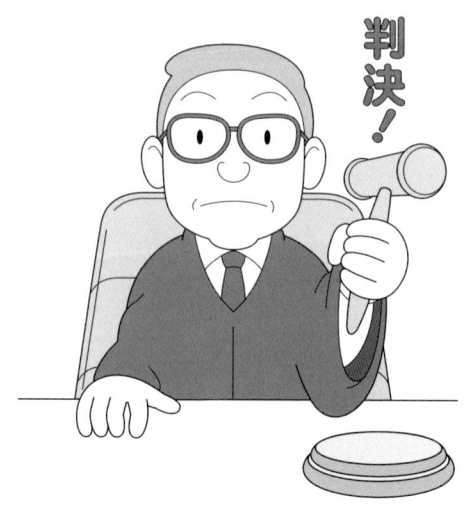

ります．そもそも病院は，職場の先輩や同僚からのいじめ行為を防止し，職員の生命および身体を危険から保護する安全配慮義務があるわけです．そのためこの事件で病院は，安全配慮義務違反の債務不履行による損害賠償責任が問われたのです．

いじめは「個人または集団で人格や尊厳を傷つける言葉や行為」と定義できます．職場のいじめを体験した看護師の調査[1]によると，残念ながらその結果として，休職や退職に追い込まれたり，うつ状態や身体症状の出現や持病の悪化などの心身への影響が大きいことが示されています．そして，職場のいじめを直接体験した被害者のみならず，いじめられている場面を目撃した者においても抑うつ状態や離職率が増加する[2]と報告されています．

A 職員間暴力の被害を傍観する職員の存在

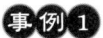

看護師になって数年の時，先輩が新人に対して，無視をする，仲間はずれにする，悪口を言う，大声で怒鳴る，休憩を与えないといったことをしていた．自分がされたくないと思い，先輩に合わせた．自分も新人の時にされ，いろいろあるのがあたりまえだと思っている．

事例1の検討

中心人物である先輩が新人に対して行う精神的暴力に追随する形で加担した事例です．自分が新人時代に同じことをされたから当然であると暴力を容認し，自分に暴力の矛先が向かないように先輩と同じ行動をとっています．いじめの加害者心理において，いじめに参加しなければ自分が仲間からいじめられると思った割合は45.7％と報告されています[3]．また傍観者は「いじめられている人にも悪い点がある」，「いじめに参加しなければ自分がいじめられる」といった心理が働くといわれています[3]．いずれにしても，職員間暴力の傍観者は，被害者にとってみれば救済してくれるわけではなく，暴力をエスカレートさせていくことに加担していく存在であり，暴力の加害者と

受けとめられます．

B 職員間暴力の被害事例と対応[4]

事例❷ ……▶ セクハラ被害者が支援を受けられず孤立化する職場

加害者：医師（20代，男性），主任（30代，女性），師長
被害者：看護師Aさん（20代，女性）
【暴力の被害状況】

　勤務中，医師に言い寄られ，困っていた．①勤務中でも，「俺と結婚しよう」，「絶対，おまえをおとしてみせる」などの言葉を毎日職場内で言われた．困ったため，②先輩の主任看護師に相談するが，「何，ぜいたく言っているの」，「周囲によく思われて，かわいい人はいいよね」と相手にされず，一人悩んだ．

　他の誰にも相談できず，③師長にも相談したが，「そうなの」で終わってしまった．その間も，④医師からの言葉は続き，勤務中，つきまとわれ，エスカレートしていった．

　悩んだ末，⑤精神科を受診し，うつ病と診断された．内服しながら勤務したが，食事がとれず，夜も眠れず，他のスタッフとのコミュニケーションもとれなくなり，退職した．

事例2の検討

　医師から執拗なセクハラ，ストーキングを受け，相談した主任・師長が支援せず，精神疾患発病により退職した事例です．

　下線部①では，勤務時間中に毎日執拗なまでに医師からセクハラ発言を受けています．セクハラは「相手の意に反する」，「相手の望まない」性的言動を指し，加害者側にどれだけ悪意があるかないかで判断されるものではありません（セクハラの定義：2章-1．患者からのセクハラ被害と対応を参照）．本事例は明らかに「Aさんの意に反する」，「Aさんの望まない言動」に該当

します．セクハラは被害を受けた職員の尊厳が傷つけられ，その能力を発揮する機会が奪われるものです．本事例でも，本人がセクハラを回避したくても，職場で毎日のようにセクハラ発言を受け，周囲は傍観するだけで助けようとはしません．このように被害者と加害者の私的な問題と受け止められ，行為を伴わないセクハラ発言は軽視されることが多いのです．

　下線部②と下線部③はAさんが相談した際の上司の対応です．セクハラの問題を取り扱ってもらえないことは，被害者を傷つけ悩ませます．2007年4月に施行された男女雇用機会均等法の改正では，セクハラに関する規定が盛り込まれ，配慮義務からより踏み込んだ措置義務がとられることになっています．事業主は具体的にセクハラ防止対策を講じ，問題が起きた場合には事後対策を実施することが義務づけられています．指針の中では，「職場におけるセクハラにかかわる性的な言動を行った者については，<u>厳正に処分する旨の方針および対処の方法を就業規則・服務規律などに規定し</u>，管理・監督者を含む労働者に周知・啓発すること」と明示されています．本事例では，加害職員に対してセクハラ発言をやめるように注意し，それでも言動を変えない場合には適正な措置をとることが必要です．セクハラの加害者は，自分が処分・処罰対象になることがわかると言動をピタリとやめることが多いです．逆に同じ職員だからと温情的な処分をとることは，被害者に不信感を抱かせるだけでなく，組織のセクハラ防止対策が機能しないことになります．

　下線部④で示すように被害者が何も言わない・言えないことを利用し，セクハラはエスカレートしていくことになります．このように事態が深刻化する前に芽を摘むことが重要です．暴力がエスカレートし，職場内で支援がない場合には，外部機関に相談するとよいでしょう（2章-1．患者からのセクハラ被害と対応を参照）．

　下線部⑤のように，本事例では医師からのセクハラの影響で，うつ病を発症し治療を受け，最終的には不眠や対人関係上の問題を抱え，退職に至っています．セクハラなどの職員間暴力の被害は精神的に大きなダメージを与え，うつ病やPTSD（心的外傷後ストレス障害）を発症することがありま

す．うつ病という診断を受けると，数日休みをとって回復するというものではなく，症状によっては，数カ月，1年と，長期間休職する場合も考えられます．労働者の個人的な事情による事故や病気で休職する場合は，原則は無給ですが，「使用者の責に帰するべき事由による休業の場合」は，休業手当を使用者が支払うことが労働基準法に定められています．職場内で起きたセクハラは，当然病院にその責任があるわけなので，それが原因で精神障害を引き起こし休職する職員には，休業手当をもらう権利があります．そのため，セクハラ問題を当事者間のトラブルとして片づけ，うつ病などにかかった被害職員を「本人の脆弱性の問題」などと個人の資質や人格の問題として病院が取り扱う場合には，診断書を提出し，労働基準監督署や前述した外部の相談機関で対応を検討することが大切です．

事例3 ▶ 医師の精神的暴力により職員の配置換え・退職者が続出する職場

加害者：医師（40代，男性）
被害者：看護師Bさん（女性）

【暴力の被害状況】

　主治医に指示を確認したところ，「いちいち俺の手をわずらわせるな」，「先輩看護師に聞け」と言われて困り，上司に報告し，電話で確認し実行することになった．

　薬物の希釈の間違いに気がつき，医師に報告したところ，「ハァッーーー！」と首をかしげ机をバンと叩き，「これ（薬物の希釈ミスの点滴ボトル）を使用する」，「俺が患者に点滴投与するから，患者のところに案内して」と言われる．患者への薬物投与の一連の処置介助を行った後，全員を集め，名指しで「患者は君にだまされたんだよ．100％のジュースと言っておいて，実は50％のジュースを飲まされていたようなものだよ」と言われ，①数日後診察中に「僕の視界から消えて」と言われたり，わからないことを質問しても「○○へ聞いて」，「いつになったら使えるようになるの？」，「恥ずかしくないの？」と言われ続けた．②後輩看

護師へも診察の合間に私の失敗話を話していた．
　その後も，医師に指示を確認すると，「空気を読め！」，「気持ちよく仕事をさせてくれよ！」や，③自分が行っていないミスまで注意された．④医師に指示の確認をしにくくなり，他の看護師に確認を頼むようになった．⑤持病である頸椎ヘルニアが悪化し，治療を数カ月毎に受けていた．
　実際，先輩看護師も配置換えを希望し，移動したり，退職したりしている．医師からのダメ出しで，強制的に配置換えになっている看護師も何人もいる．この状況は院内で上層部まで伝わっているのに，対処していない状況．弱い看護師は泣き寝入り状態である．医師からかばってくれる上司はいない．これが現実．

事例3の検討

　Bさんのミスをきっかけに，医師からのいじめがエスカレートし，持病が悪化した事例です．

　下線部①では，数日後から執拗なまでに被害者を無能扱いし，個人攻撃をエスカレートさせています．自己愛が強いこのようなタイプの相手に，言い聞かせようと説明しても上手くいかないことが多いのです．そもそも何人もの職員を移動や退職に追いやった加害者は，自分が「特別」であると考え，過度な賞賛を求める傾向があります．また他者に対する共感が乏しいので，相手の気持ちや痛みを考えることはまずありません．

　このように職場内で個人を攻撃する場合の特徴としては，まず同僚や後輩に本人の無能さをこきおろし（下線部②），被害者の自尊心を傷つけます．下線部③ではBさんは自分のミスでないことについて，発言することをやめています．これは個人攻撃の影響ですが，被害者は自己主張・表現をしなくなり，孤立化させられていくのが特徴です．

　下線部④では，業務に支障が出はじめ，下線部⑤では持病が悪化し治療を継続するなど職員間暴力の影響を認めます．一人の特定の職員による暴力で，他の職員が移動する，やめるという多大なる被害が生じているこの問題

については，組織的対応が必要です．

■文献

1) 黒田梨絵, 三木明子. 看護師が受ける職場でのいじめの実態とその影響. ―第40回日本看護学会論文集―. 精神看護. 2010; 102-4.
2) LeBlanc MM, Kelloway EK. Predictors and outcomes of workplace violence and aggression. J Appl Psychol. 2002; 87(3): 444-53.
3) 齋藤浩子. 「いじめ」の加害者について. モノグラフ・小学生ナウ. 2003; 23(2): 19-24.
4) 三木明子. 職員間暴力の組織的対応. 看護部長通信. 2010; 7(6): 95-100.

〈三木明子, 黒田梨絵〉

2 看護部長の立場から見た職員間の暴力と対策

はじめに

　多忙をきわめる医療現場では医療者のストレスも増大し，余裕がないなかで多くの医療従事者は顧客に笑顔で対応し，信頼感と安心・満足度を高める努力をしています．それは，自分の感情をコントロールして顧客に満足していただき，そのことによって医療従事者のある種の職務満足を得ることに繋がっていますが，同時に本当の自分の気持ちを抑えつけ，「偽りの自分」を演技し続けるということも考えられます．こういったことが日常的に行われている環境のなかで，看護師だけではなく，医療従事者の多くがそれを負担に思い自分を見失ったと感じている時があるように思います．その現状から，時には自己の感情コントロールができずに，身近な看護師や職場のなかで弱い立場の職員へ感情が向けられる場合があるのではないでしょうか．そして，職員間では身体的暴力よりもむしろ言葉による暴力がみられ，受け手のその時の気持ちのありようで捉え方が違う，また目につかないことなどから身体的暴力よりも見過ごされがちで，医療従事者ということから自己の感情表現に抑制がかかる状況にあり，表現することや発言する機会が少ないように思われます．そのような医療を取り巻く環境変化のなかで，筆者が勤務する病院（以下，当院）の取り組みについて紹介します．

A 職員間の暴言・暴力の予防と対策

　院内における職員からの暴言・暴力については，報告書は提出されていませんが，職員間や部門間で威圧的な暴言や理不尽と思われる対応を受けたと相談されることがあります．これらに関して，誰にも相談できずに我慢し，上司に報告しても「あなたの対応はどうだったのかしら…」という返答が予測され，報告しないまま放置してストレスを溜めてきたという状況が考えられます．暴言・暴力は仕事への満足感を低下させるだけではなく，仕事への

意欲を失わせるといわれ，また精神的なサポートや職場環境を調整することは離職防止につながると思われることから，被害に遭った職員のプライバシーの保護を前提とした事実確認と精神的なサポートが重要となります．

　個人的な見解ではありますが，医療職は日常業務の特性から物事を白か黒の2つに分けてしまう習慣が身についているようで，曖昧模糊としたハッキリしないことに対してイライラする，そして相手の言ったことを悪く考える，よく言えば分析的に考えるのが癖になっており，ひねくれや攻撃的になりがちな傾向にあるのではないかと感じる時もあります．これらが，澱のように沈澱し，何かをきっかけにして思わず配慮に欠ける発言をしてしまうということが現状なのではないでしょうか．また，場の雰囲気が読めなかったことが原因で正確な意思疎通が成り立たなくなって，行き違いが生じるなどの体験をした方が多くいるのではないでしょうか．その相手は同僚のこともあり，医師であることもしばしばだと思います．

　日常的に職場内で起こりやすい暴言・暴力として，患者やケア対象者からが最も多いといわれていますが，職場の同僚や上司，協働している他職種が加害者になっていることもあります．たとえば指導や「愛のムチ」などと称して叱責，患者のいる前で非難するなどの，人格を傷つける行為が行われていないでしょうか．深夜の時間帯に医師に患者の状態報告と指示依頼をした時に「今何時だと思っているのか，そんなことで電話をするな！」などと対応され，深夜になって医師への報告や依頼ごとはストレスだという看護師はとても多いと思います．一方，同僚や上司からはどうでしょうか，叱咤激励が行き過ぎて他者から見ると「いじめ」と捉えかねない光景に出会わせた経験もあるのではないでしょうか．そして感情の捌け口として八つ当たりされた経験も少なからずあるのではないかと思います．

　図1-2に筆者が過去に体験した，あるいは報告を受けた事象を医師による暴力と同僚・上司による暴力に大別しました．多職種のなかでも医師との関係性で様々なジレンマに陥ったり，言葉の暴力と感じた体験が多くあったと記憶しています．上下関係という構造が根強くあるのかもしれないとも感じてきました．また，最近は「パワハラ」などという言葉が出てきて日常の

医師による	同僚・上司による
●医師のミスを指摘したことに対しての暴言 ●看護者としての意見や質問を医師にしたことに対しての暴言 ●仕事がスムーズに行かない八つ当たり ●患者の苦痛や症状の悪化への対応を求めたことに対する暴言 ●医師には関係のない個人的問題への非難 ●患者のいる前での医師からの非難 ●知識・技術の不足を非難 ●深夜の報告と指示依頼の非難 ●看護師に責任を擦り付ける	●職務上の厳しい指導や注意などの攻撃 ●職場での無視 ●冷たい態度，非難，仲間はずれ ●イライラする感情のはけ口 ●異動，退職にふれることによる脅かし ●個人的な問題やプライベートな事柄についての非難 ●計画が上手くいかない時の八つ当たり ●給与や昇格についての嫌がらせ ●患者のいる前で，叱責

図 1-2　職員から職員への暴力

細かいことまで気にしすぎて，指導もしにくくなったという言葉も聞かれますが，社会通念を逸したような言動で，受けた本人が人格を傷つけられたと感じた時にはパワーハラスメントであり，許される行為ではないという認識をもたなければなりません．管理者が見逃がしていた場合は許される行為として暗黙の学習がなされ，その職場では日常のこととして捉えられ，知らぬ間に組織のなかで強いものから弱いものに「いじめ」という構造ができあがり索漠とした職場に化してしまいかねません．そして一番弱いところにしわ寄せが行くことが考えられます．どのような事態のときでも，他者の人格を傷つける行為は許されるものではありません．

看護管理者として黙して語らずではなく，毅然として対応することや予防策や暴言・暴力に関する研修会や日常の報告体制，自己の感じたことを相手に伝えることができるような訓練を日常から行っていくことも重要だと思います．

対策としては単純なことですが，褒められたら率直に喜びの感情をもち，叱られたら率直に反省する，そしてこれを表現できるように訓練すること，

そうすることで気持ちも楽になるのではないでしょうか．ただし，理不尽な対応については，その事柄とそれに対する自己の感情も伝える努力をしていく必要もあります．このような小さな努力の一歩が安心と信頼の風土を構築することにも繋がります．

B 当院の取り組み

当院では職員個々が尊重され，快適な環境のもとで勤務が遂行され安心と安全の医療環境をつくるために，ハラスメントの相談者として男性は医療安全管理室の室長（男性医師），女性は医療安全管理室の専従看護師長が担当しています．

ハラスメント防止のための活動として，入職時にハラスメント防止委員会発行の「NO !! HARASSMENT ハラスメントについて考えよう」とい

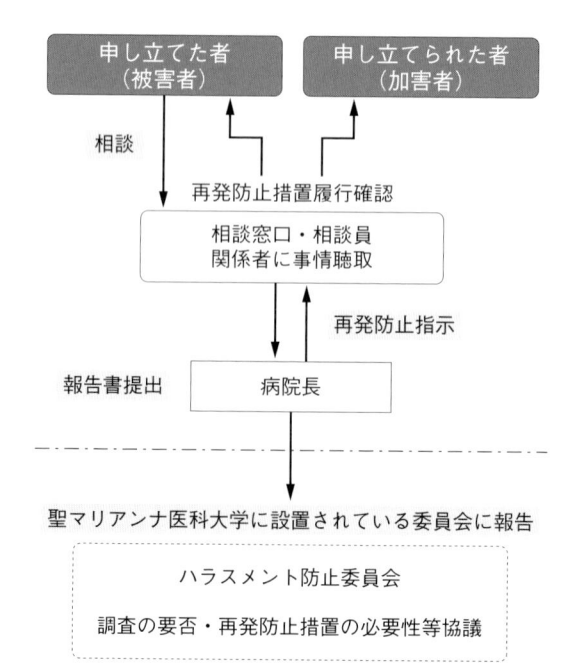

図1-3 ハラスメントの相談・調査・再発防止等の概略図

うリーフレットの配布と説明がなされています．その内容は，①セクシャルハラスメント，②アカデミックハラスメント，③パワーハラスメント，④ジェンダーハラスメント，⑤アルコールハラスメントなどハラスメントの事例があげられ，相談・調査・再発防止の概略図が明記されています（図1-3）．また，「被害に気づく」，「被害を葬らない」，「ハラスメントを許さない環境づくり」，「ハラスメントを許さない方針」も盛り込まれています．また，職員が職務中，携帯することが義務づけられている「職員ポケットマニュアル」のハラスメントについての章にも事例が抜粋して掲載されています．同時に知っておきたいことと称して互いの人権や人格を尊重することは，最も必要な人間としての基本的資質であることが，①「あなたがハラスメントの加害者にならないために」の章に書かれ，『不快だ』，『いやだ』と意思表示することが大切であると，②「自分が被害を受けた時に」の章に書かれています．被害者から相談をもちかけられたら親身になって聴く，相談された内容を他者に不用意に話さない守秘義務については，③「友人から相談を受けた時に」の章，この3点が要約して掲載されています．

おわりに

医療現場に潜む暴力のうち，顕在化している暴力は氷山の一角ともいわれますが，多忙をきわめる医療現場での医療従事者，とりわけ第一線で働いている医師，看護師のストレスは大きいということを管理者は認識し，組織として診療のシステムも含めて対策を講じる必要があります．

まずは既存の委員会を活用してできるところから始めていき，その活動を継続していくことで職員個々が守られているという安心感をもって働くことができるようになり，誇りとやりがいを実感して，医療サービスの質向上に寄与することができるようになるのだと思います．そして看護職員の離職防止対策にも有効だと考えています．

組織は働くメンバーによって支えられるのであり，職員がやる気を失い，育っていかなければ未来はないのですから．

■文献

1) 相澤好治 監修, 和田耕治 編集. In: ストップ！ 病医院の暴言・暴力対策ハンドブック. 東京: メジカルビュー社; 2008.
2) 日本看護協会. In: 保健福祉医療施設における暴力対策指針. 東京: 日本看護協会; 2006.
3) 鈴木啓子, 吉浜文洋. In: 暴力事故防止ケア. 東京: 精神看護出版; 2005.
4) 宮脇美保子. In: 看護倫理. 東京: 中央法規出版; 2008.
5) 職員ポケットマニュアル. 川崎市立多摩病院 指定管理者聖マリアンナ医科大学; 2008.

〈鈴木まち子〉

3 医療現場でパワーハラスメントが起きる背景と発生時の具体的対応

はじめに

ハラスメントは放置しておけばだんだんとエスカレートしていく，また，顕在化すると関係修復は難しいという特性があります．そのため，予防をしていくことが大切なのですが，それにはなぜ発生するのかという問題の背景を探ってみる必要があります．

A 医療現場でパワーハラスメントが起きる背景（表1-5）

1. ミスが許されない職場

どの職場でもミスは起きないほうがよいには違いありませんが，とりわけ病院でのミスは患者の命を左右するほどの重大な責任を伴うことであり，あってはならないことです．そのため，何かちょっとしたことでもミスが生ずれば，それをそのまま放置するわけにはいかず，二度とそのようなことがないように原因を追究し，ミスをした人に対して厳しい注意がされることは当然のことでしょう．

その叱責が行為のみにとどまらず人格にまで及んだり，嫌悪の感情が伴ったりすれば相手に心のダメージを与えてしまいます．特に自分自身が完璧を目指してがんばっている人ほど部下や後輩に必要以上に厳しくなる傾向があります．

表1-5 医療現場でパワハラが起きる背景

- ミスが許されない
- 対人関係のストレス
- 忙しさのストレス
- 専門家権威者集団
- 統治されていない組織

2. ストレスフルな職場

　患者や家族は病気という大きな問題,「これからどうなるのだろうか」という不安や「どうして自分が……」という怒りを抱え, それを職員にぶつけてくることも多いでしょう. また, 近頃はクレーマーともいえる患者や家族も増加しています. 身体の病気への対応のみならず, 心のケアも含めた複雑な対応が求められているのです. そのため, 職員一人一人が心身ともに疲れきっているというのが現状です. すると, 心にゆとりがなくなり, 職員間での衝突や相手への配慮がなされなくなって問題が発生することが考えられます.

3. スペシャリスト集団, 組織統括の概念が少ない

　企業組織はたいていの場合トップである社長以下ピラミッド型構造になっており, 社長の戦略・方針にそって組織運営がなされ, 一定の秩序が保たれています. また, CSR (Corporate Social Responsibility: 企業の社会的責任) が問われるなかで, 従業員の逸脱行動に対して厳しく対応するようになってきています. しかし, 病院では医師一人一人が独立したスペシャリストとして大きな権限を有しています. これは大学関係者から聞く「非常に横暴な教授だが誰もそれに対して注意ができない」という嘆きと, よく似た構造があると思われます. 組織として統治されていない, 互いに関与しないという病院の特殊性がハラスメントを助長させていると思われます.

B　パワーハラスメント問題への具体的対応

1. 窓口に相談するパワハラ問題

　パワハラといっても暴力的な行為から少し行き過ぎた指導, あるいは悪意はないものの相手への配慮に欠ける発言などさまざまなレベルがあります.
　そのレベルに合わせてその対応も違ってきます. 図1-4のようにパワハラレベルを表してみると, 大きく2つに分かれます. 中央の黒いラインより上のものは法的な問題が伴うもので,「うちの職場ではその程度は当たり前で, パワハラとは言わない」とはいえないほど深刻な問題です. 1番目は

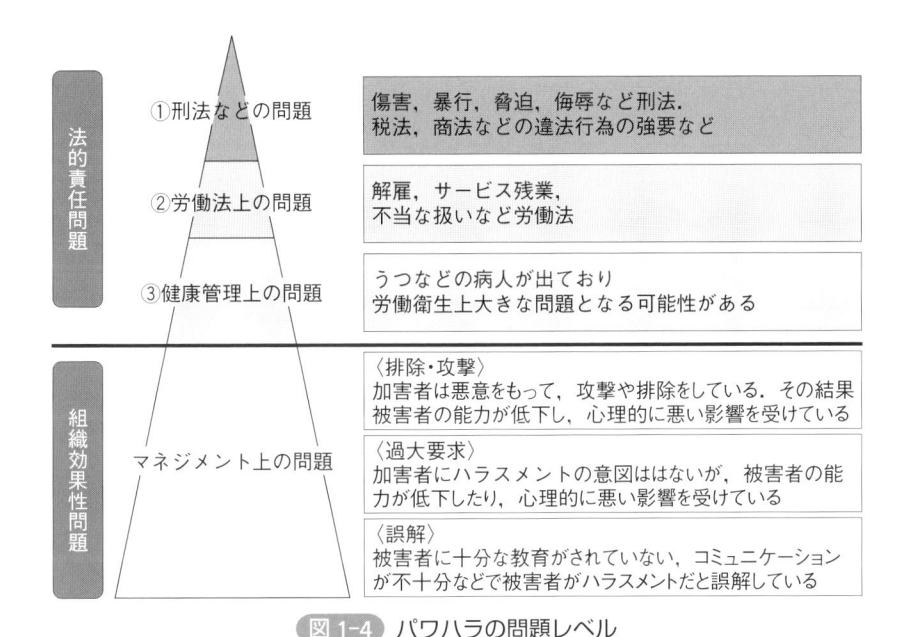

3 医療現場でパワーハラスメントが起きる背景と発生時の具体的対応　29

```
法的責任問題
  ①刑法などの問題    傷害，暴行，脅迫，侮辱など刑法．
                    税法，商法などの違法行為の強要など
  ②労働法上の問題    解雇，サービス残業，
                    不当な扱いなど労働法
  ③健康管理上の問題  うつなどの病人が出ており
                    労働衛生上大きな問題となる可能性がある

組織効果性問題
  マネジメント上の問題
    〈排除・攻撃〉
    加害者は悪意をもって，攻撃や排除をしている．その結果
    被害者の能力が低下し，心理的に悪い影響を受けている
    〈過大要求〉
    加害者にハラスメントの意図ははないが，被害者の能
    力が低下したり，心理的に悪い影響を受けている
    〈誤解〉
    被害者に十分な教育がされていない，コミュニケーション
    が不十分などで被害者がハラスメントだと誤解している
```

図 1-4　パワハラの問題レベル

暴力的な行為や違法行為を強要するなどです．よくこれらのハラスメントを受けている相談者は「報復行為が恐いから調査しないでください」と言いますが，このような酷いパワハラが行われていれば放置しておくわけにはいきません．コンプライアンス部門などに相談して根絶する必要があります．2番目は労働条件や処遇などの労働法上の問題です．労働法がどうなっているかわからないこともあるかと思いますが，少し変だと思ったら人事や総務部門に相談してみることが必要です．3番目は病人が出ていたりする場合です．パワハラが原因でうつ病になったり，最悪自殺にまで至るケースがあります．必ずしも病気の原因が仕事と関係する場合ばかりではありませんが，パワハラとの因果関係がハッキリすれば加害者もその組織も責任を問われることになります．

2. 職場で解決するパワハラ問題

しかしラインより下のレベルの問題は組織の効果性や快適性の問題です．このような問題に対してどう手を打つかはその組織によって違いがあることでしょう．「俺たちの若い頃は怒鳴り散らされるのは当たり前だった」という人がいますが，昔はどこの組織でも当たり前のように行われていたからといって，今でもそのようなことをしていれば，職員はさっさと職場を去っていってしまうことでしょう．それによって人手不足はさらに進んで労働条件，職場環境はますます悪化してしまうという負のスパイラルに陥ってしまい，組織運営もままならなくなります．

このレベルにあるものは，1つは特定の誰かを嫌っている，排除したいなどの悪意をもって行っているもの，2つめは悪意はないものの「自分を犠牲にしてでもやるべきよ」と無理を強いたり，「あなたのためだ」と厳しすぎる指導を行っているものです．そして，3つめは加害者よりむしろ被害者（と思っている人）にそもそもの原因があって，結果的にハラスメントを誘発しているものです．例えばマナーやルールを守らない部下がいれば上司は当然叱ります．しかし，改善がみられなければだんだんと注意がエスカレートしてハラスメントになってしまうというものです．

これらは，相談窓口という公式な立場の第三者が介入するより，職場で解決していくほうがスムーズに解決する場合が多いので，問題が深刻化する前に自分で何ができるかを考えて行動していく必要があります．

3. 管理者の役割

管理者であれば，ハラスメントを受けていそうな人がいたら，積極的に職

表 1-6 パワハラを防止する管理者の役割

- 仕事量，配分の調整
- 無理，無駄の排除
- ルールの確立
- コミュニケーションの活性化

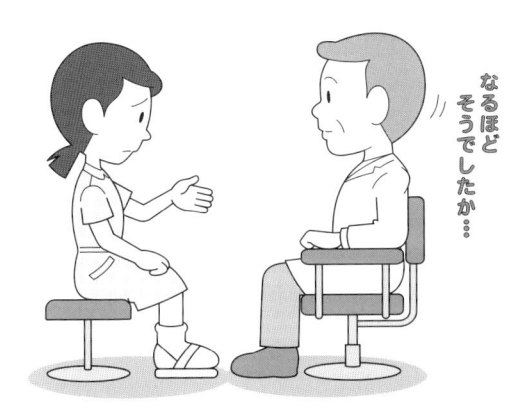

場で何が起きているのかを把握し，なぜそのような問題が起きるのかを解明して解決していくことが求められます．このときに大切なのは加害者個人を問題視するのではなく，ハラスメントをせざるを得ないような個人を生み出してしまっている職場問題を解決していくことです．例えば特定の人が忙しすぎたり，無駄が多かったり，ルールが確立していなかったり，コミュニケーションがとりにくい環境などでは個人に必要以上に負担がかかって，仕事が思うように進まず，それによって怒りや不安が生じていることがあるので，そうした原因を取り除くようにするのが管理者の役割です（表1-6）．

4．一人一人の対応

自分自身が被害を受けていると感じたなら，それによって自分が困っていることを率直に伝えましょう（表1-7）．このときに相手に対して「それは

表1-7　パワハラを受けないために個人ができること

- 相手を非難しない．
- 自分の状況や気持ちを伝える．
- 言い訳せずにミスは謝る．
- まめに相談報告をする．
- 自分のやり方にこだわらず柔軟に対応する．

パワハラです」とか「あなたが悪い」というように相手を責めるような言い方はかえって状況を悪くさせてしまいます．

「私は困っています」などと，自分自身の状況やそれによって困っているというメッセージを伝えることです．

また，自分自身の言動で相手を必要以上にエキサイトさせていることもあります．例えばルーズな仕事の仕方で周囲に迷惑をかけている，ミスをしても言い訳ばかりしている，指示されても素直に従わない，相談や報告しないなど，相手を怒らせている原因が自分の言動にあるかもしれません．自分のやり方にこだわらずに柔軟に対応することで，相手の怒りを招かない工夫が必要です．

5. 相談しましょう

ハラスメントを受けても相談できない理由を調査すると第1位は「相談したことがわかると職場にいづらくなる」というものです．パワハラの問題レベル（図1-4）でいえば，明らかな暴力や違法といえるような問題が起きていたり，心身に異常をきたしているような場合であれば，相談窓口などに相談してみることが必要です．組織によってこのような窓口を設けている部門に違いはありますが，一般的にコンプライアンスや人事，総務部門に窓口があります．ハラスメント相談窓口として専門窓口を設けている場合や外部の専門相談窓口を設けている場合などさまざまです．窓口に相談することを告発とか申したてなどと大げさに考えなくても，気軽に相談してみるといいでしょう．窓口対応の原則（表1-8）がいくつかありますので，心配なら確認して相談してみることです．

表1-8 相談窓口対応の原則

- 相談者の意向にそって問題解決を進める．
- プライバシーの保護を遵守する．
- 報復行為の禁止措置をとる．
- 相談したことで不利益な扱いを行わない．

ただし，相談したからといって必ずしも相談者の思うようにはいかないこともあります．例えば，相手を辞めさせてほしい，異動させてほしいなどの要望を出しても，どう対応するかは経営の判断することです．また，根拠なく相手を誹謗中傷するようなことも許されません．

　しかし，実際には問題がこじれて双方に調査が入るような段階までくると関係の修復は難しく，しこりが残ってしまうのが現実です．ということは，問題が深刻化する前に自分の態度や行動を切り替えるなどハラスメントを受けないように工夫をしてみることが大切です．

　そして，周囲でハラスメントを受けている人を見かけたら放置しない，被害者の心の支えになってあげるなど互いに関わっていくことが大切です．互いのことを思いやる心がハラスメントを生まない職場風土を作っていくことでしょう．

〈岡田康子〉

4 職員間暴力を防ぐ職場でのコミュニケーションの活性化

はじめに

医療現場ではチーム医療で患者のケアにあたります．患者の命を預かる医療現場では，状況によっては職員同士で厳しい口調や態度となり，時として暴力へと発展してしまう可能性があります．職員間暴力を防ぐには，職場でのコミュニケーションを活性化させることが大切です．

職場でコミュニケーションを促進する取り組みについて紹介します．

A 看護職員（看護師，クラーク，看護助手）による職場活性化の取り組み

玄々堂君津病院では，看護職員がフィッシュ哲学（37頁，コラム参照）の要素を取り入れた対策を企画し，各部署で独自の対策を3カ月にわたって実施しました．例えば，①毎日の良い態度を意識づけるためにステーション，休憩室，ロッカールームにポスターを貼る，②指示書を早く出した医師へ感謝を伝えるために手作りのメダルとカードを手渡す，③日頃の感謝を伝えるために運転手に感謝状を手渡す，④日ごろの感謝を紙に書き病棟専用ポストに投函し，1カ月に1回開封し，全員の前で読みあげる，⑤誕生日に年休をとるなどです．

3カ月間にわたりフィッシュ対策に取り組んだ結果はどうだったでしょうか．

調査の自由記述欄に書かれた声を紹介すると，「職場内で声を掛け合う機会が増えた」，「協力し合えるようになった」，「仕事が楽しく取り組めた」，「職場の雰囲気が明るくなった」，「人間関係がよくなった」，「仕事のモチベーションが上がった」，「職場の緊張感が和らいだ」，「コミュニケーションが良好になった」，「職場が活性化した」など，肯定的な評価が多く示されています．

B 救急外来における医師による看護師のモチベーションを上げる取り組み

　筑波メディカルセンター病院の救急外来では，緊急な処置が必要な患者を選別し優先して治療やケアをするトリアージを看護師が行っています．救急専門の医師とトリアージナースが，月に1回カンファレンスを行っていますが，カンファレンスの場では，救急外来に受診した患者に対してトリアージナースが観察・問診し，緊急度・重症度を的確に判断できた場合に，『模範トリアージ』として救急外来の医師が奨励します．症例のトリアージ票に「あっぱれトリアージ」という印鑑を押し，医師がトリアージナースを褒めます．また，問題を残したトリアージについては「アンダートリアージ」，「オーバートリアージ」という印鑑を押し，問題となった原因を医師と看護師で一緒に解明し話し合い，次に生かそうとしています．トリアージには医学的知見を要しますので，医師とトリアージナースがカンファレンスをすることで質の保証をしているのです．この聞き慣れない「あっぱれトリアージ」は救急外来の医師が命名し，なんとオリジナル印鑑をつくってくれました（図1-5）．これには看護師のモチベーションが上がりました．

　同じ職場で勤務する職員がお互いの役割を認識し，能力を認め合い，お互いの意見に耳を傾け，信頼し，コミュニケーションをはかり，良い医療やケ

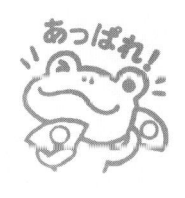

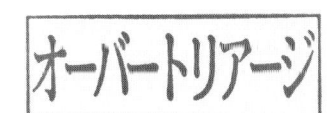

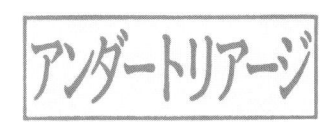

図 1-5 オリジナル印鑑

アが提供できたときに感謝し合え，奨励し合えることは，医師と看護師間の暴力防止につながると考えます．

おわりに

職場で看護師が笑顔でいることを意識づける目的で，電話，ナースコール，トイレ，スタッフルームにポスターを貼り，職員同士で「ありがとう」と感謝を伝える取り組みを行いました．その結果，同僚への信頼感，職場志向性が有意に向上し，人間関係が良くなったことが報告されています[1]．

このように，同職種や他職種との職員間のコミュニケーションを促進することで連携がスムースになります．また相手の立場や職種や職場の状況，役割についてお互いが理解し合え，配慮し合えることにつながります．これらの積み重ねで，職員間の暴力の発生を少しでも抑えることができるのではないでしょうか．

■文献

1) 奥山麻也, 降矢奈保子, 吉田絵美, 他. 笑顔の導入と「ありがとう」を言葉にすることで人間関係が向上するかの検討. 北海道社会保険病院紀要. 2008; 7: 14-7.

〈黒田梨絵〉

コラム

フィッシュ哲学

　フィッシュ哲学とは，①遊び心を取り入れる，②人を喜ばせる，楽しませる，③相手に注意を向ける，④態度を選ぶ，の4つの原理をもつ概念です[1]．

　フィッシュ哲学の発祥の地は，アメリカのシアトルにある魚市場です．魚市場での仕事は，朝早くに冷たい水仕事から始まり，1日中立ち仕事であり，かなりの重労働といえます．また毎日魚を並べては売るという単調な仕事であり，市場は客もまばらな状況で，従業員たちは仕事にやりがいを見出すことができませんでした．このような状況を改善しようと，従業員全員で話し合い，4つの原理を心がけた結果，客が増え市場が活気づきます．世界中から観光客が足を運ぶまでに至ったことで注目されています．魚市場発祥の概念であることから，「フィッシュ哲学」と称されました．

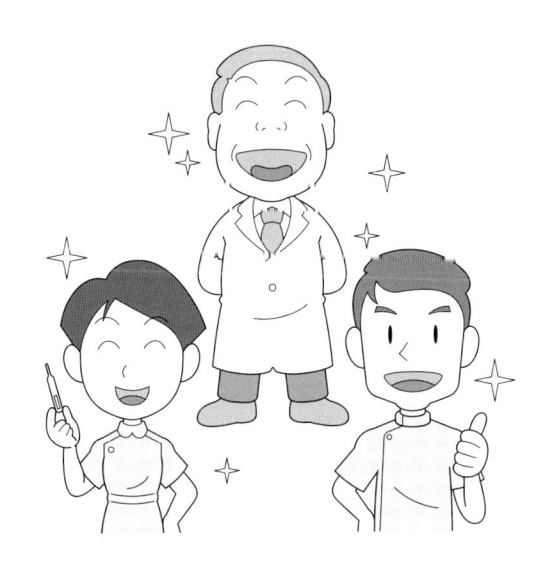

フィッシュ哲学が日本に導入されたのは 2004 年で，東京慈恵会医科大学附属病院の看護管理者がアメリカでの病院研修で学び，看護現場に取り入れたことから始まります．フィッシュ哲学の概念を取り入れた結果，離職率の低下，新人看護師の定着率の向上，職務満足度の向上，患者苦情相談件数の減少，職場内のコミュニケーションの活性化，人間関係が良好になったこと[2]が報告されています．

魚市場発！　イキのいいオフィスへの 4 つのコツ[1]

① 遊び心を取り入れる
　　オフィスが活気にあふれるような遊び方を取り入れることが大事
② 人を喜ばせる，楽しませる
　　顧客や同僚に対してエネルギッシュな楽しい雰囲気で接しよう
③ 相手に注意を向ける
　　人があなたを必要としている瞬間を逃がさぬよう，いつも気をくばろう
④ 態度を選ぶ
　　常にポジティブな姿勢で出社するように心がけること

■文献

1) Lundin SC, Paul H, Christensen J. 相原真理子（訳）. In: フィッシュ！鮮度 100％ぴちぴちオフィスのつくり方. 21 版. 東京：早川書房；2008. p.89-121.
2) 小路美喜子. フィッシュ！がもたらす医療現場の活性化と管理者の役割. 看護. 2008; 125-30.

〈黒田梨絵〉

職員から職員への暴力 まとめ

　職場で最も強いストレッサーは「ひどい嫌がらせ，いじめ，または暴行を受けた」であると報告されています．また労災認定の基準にも「ひどい嫌がらせ，いじめ，または暴行を受けた」という項目が新規に追加されています．つまり職場内で最も心理的負荷が強いのは「暴力」なのです．

　職員間の暴力は職員同士の人間関係のトラブルと誤解されやすく，問題が軽視されがちです．暴力行為を行った職員には，温情措置として扱うことのないように，医療機関で明確な方針を示し，対応することが望まれます．

　対策においては，まず就業規則，服務規律に暴力を行った者に対する懲戒規定を定め，職員に周知・啓発します．暴力行為者に対して懲戒規定が適用されることを明確にし，厳正に処分する旨の方針と対処方法を示すことが重要です．

- ▶暴力に対してはNOという毅然とした姿勢をつらぬきましょう．
- ▶自分自身のストレス対処能力を高めましょう．
- ▶ふだんから職員同士のコミュニケーションを大切にし，誤解や行き違いを生まないことが必要です．

職員から職員への暴力対策のチェック項目

- □ 就業規則に暴力の内容，暴力があってはならない旨の方針が規定されている．
- □ 就業規則に暴力行為者には厳正に処分する旨の方針と対処方法の内容が規定されている．
- □ 暴力（いじめ，パワハラ，セクハラなど）防止のための職員研修が定期的に行われている．
- □ 暴力被害の実態調査が定期的に行われ，状況が把握されている．
- □ 被害を受けた場合，いつでも専用窓口で相談できる．
- □ 相談した場合，個人情報が保護され，被害者にとって不利益が生じない．
- □ 医療機関内で職員間暴力について対応してくれない場合は，外部の第三者機関を利用する．
- □ 職員間暴力が発生した場合，再犯防止のための対策が講じられている．

〈三木明子〉

2章 患者（家族を含む）から職員への暴力

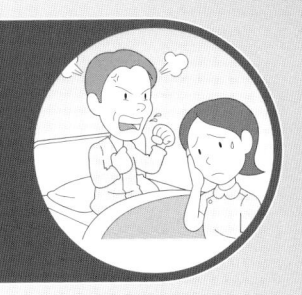

■ 現状と対策

はじめに

 昨今，社会的にも医療現場での暴力の問題は「モンスターペイシェント」などの言葉がつくられるほど，注目を集めています．しかし，ここで強調しておきたいことは，患者がすべてモンスターではないということです．多くの患者は善良な人であることを私達は知っています．医療現場での暴力は一部の悪意のある患者による行為であり，また暴力の対応に不慣れで知識をもたない私達が，真剣に暴力を封じ込めようとしてこなかった日々の顛末ともいえます．

 未だ病気を抱えている患者だからと暴力と認めない職員や患者からの暴力を容認し続けている職場も多く存在します．患者の安全や健康を守ることと同じくらい大切なのは，職員自身の安全と健康を守ることです．皆さんの職場では患者と同じくらい職員の安全が保障されているでしょうか．かけがえのない命や健康が大切なのは，患者でも職員でも同じはずです．

 改めて言うまでもなく，暴力行為は犯罪です．暴力行為者が患者であろうとなかろうと，暴力を受けたという事実に変わりはありません．また子供でも認知症患者でも叩かれたのであればそれは「暴力」です．対象の年齢や疾患で暴力の定義が変わることはないのです．責任能力や判断能力が問われるのは，法の場です．私達が患者の責任能力を問う必要はないのです．暴力発生のリスクを査定し，患者にとっても職員にとっても安心，安全な医療環境を作り上げることが重要です．

 患者の暴力は何もないところで生まれるものではありません．暴力を生み出す職場の土壌や人がそこに存在するのです．誰が一番悪いのかという犯人

探しをするのをやめ、医療現場の患者と職員の安全を守るために何ができるのか、ともに考えていきましょう。

本章では、まず患者からの暴力の現状と対策について、そして患者からのセクハラ被害と対応について説明しました。谷山氏には、職員がストーカーから身を守る方法とストーカー規制法について紹介いただきました。また池田氏には、救急救命センター医長の立場から、救急外来での患者や家族の対応の取り組み例について具体的に紹介していただきました。山口氏には、暴力発生時に対応する事務部門として発足した渉外管理課の立場から、暴力発生時の対応手順を実際に示していただきました。鈴木氏には、看護部長の立場から、実際の取り組み例としてマニュアルや報告書などを紹介いただきました。

A 医療機関における院内暴力の実態調査

2008年4月、全日本病院協会は「院内暴力など院内リスク管理体制に関する医療機関実態調査」を行い、結果を公表しました。日本病院協会の全会員病院2,248病院のうち、1,106病院から回答が得られ、その結果をまとめ

表 2-1 過去1年間における職員に対する院内暴力の発生件数

内容	当事者	件数	%
身体的暴力	患者本人によるもの	2,253	32.7
	家族、親族、患者関係者によるもの	62	0.9
精神的暴力	患者本人によるもの	2,652	38.5
	家族、親族、患者関係者によるもの	784	11.4
セクハラ	患者本人によるもの	900	13.1
	家族、親族、患者関係者によるもの	35	0.5
その他	患者本人によるもの	173	2.5
	家族、親族、患者関係者によるもの	23	0.3
合計		6,882	100

注)「院内暴力など院内リスク管理体制に関する医療機関実態調査」より一部抜粋

たものです．それによると，過去1年間に暴力を受けた職員は52.1％，受けなかった職員は46.8％，無回答1.1％でした．実に職員の2人に1人は何らかの暴力を受けている実態が示されたのです．

医療機関で発生する暴力で最も発生件数が多いのは精神的暴力です（表2-1）．精神的暴力とは，言葉の暴力やいじめ，ハラスメント，嫌がらせなどを含みます．精神的暴力の発生件数は患者から，そして患者以外に家族や患者関係者からの発生件数も最も高いことが特徴です．そして1年間で患者からの身体的暴力は2,253件発生しています．この事実は決して容認できることではありません．発生件数のうち，警察への届け出はわずか5.8％にすぎません．また弁護士への相談も2.1％と低いのが実情で，院内暴力は病院内だけで対応しており，病院側の負担が大きいことがわかります．

院内暴力に対する報告制度を整備・実施しているのはまだ4割にとどまっています（図2-1）．暴力が発生した場合に備えて，どこに（誰に），何を報告するのか，緊急時の報告ルートを明確にしておく必要があります．医療機関によって異なりますが，緊急時の発令（緊急コード）は，心肺蘇生の事例が発生した場合は「コード ブルー」ですが，暴力事例が発生した場合は「コード ホワイト」，セクハラ事例発生の場合は「コード ピンク」とい

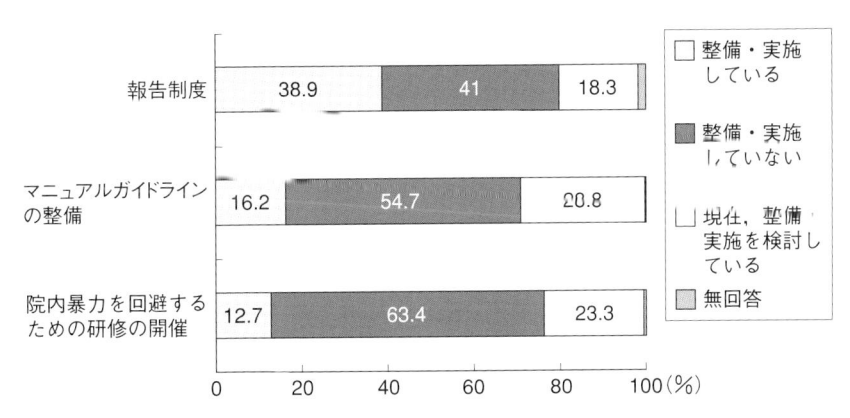

	整備・実施している	整備・実施していない	現在，整備実施を検討している	無回答
報告制度	38.9	41	18.3	
マニュアルガイドラインの整備	16.2	54.7	20.8	
院内暴力を回避するための研修の開催	12.7	63.4	23.3	

図 2-1 院内暴力に対する管理体制と対策の整備状況（院内暴力など院内リスク管理体制に関する医療機関実態調査より）

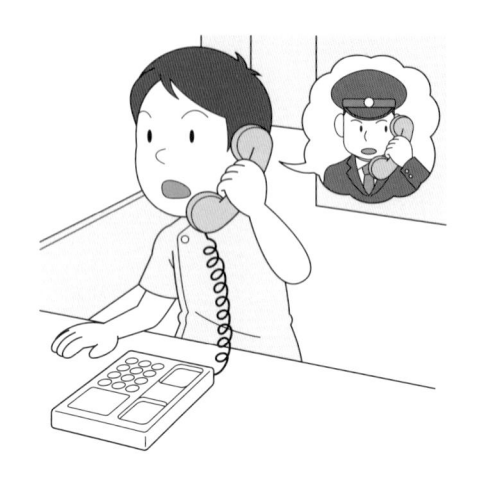

う暗号で，職員が参集するシステムがあります．このように緊急コードに色の表現が用いられることが多いのです．例えば，診察室で医師が身の危険を感じた時に，担当者に電話で「青いファイルを持ってきて下さい」と伝えます．この場合，至急，複数の応援を要請するという意味があります．また「赤いファイルを持ってきて下さい」と伝えた場合には，至急，警察に通報を要請するといった意味になります．応援を要請する，警察をよぶなど，患者にとって逆上しやすい刺激的な内容を暗号で伝えるという方法です．危ない時は当然逃げることが第一選択ですが，状況によって判断し使い分ければいいのです．いずれにしても職員全員に周知され，患者や家族に意味がわからなければよいということになります．

B 最も暴力を受けているのは誰？

2008年，筆者が実施したある大学病院の職員の暴力被害実態調査[1]について，紹介します．回答のあった743名の調査結果によると，過去1年以内に何らかの暴力の経験がある職員は53.3％（男性：33.6％，女性：61.4％）．

最も暴力被害の経験率が高かったのは看護職という結果でした（表2-2）．暴力経験の最も多かったのは「大声でどなられた（32.0％）」であり，どの職種においても第1位にあがりました．第2位が「手や物でたたかれた

表 2-2 A大学病院における職種別の暴力被害の経験率（過去1年間）

看護職	268人	67.8%
事務職	21人	52.5%
検査技師	19人	42.2%
薬剤師	13人	40.6%
医師	48人	36.1%
栄養士・調理師	2人	11.1%
その他	21人	29.2%

表 2-3 経験率は低いが深刻な影響のある暴力

物を投げつけられた	48人	6.8%
噛みつかれた	22人	3.1%
げんこつでなぐられた	19人	2.7%
突き飛ばされた	15人	2.1%
しつこくつきまとわれた	11人	1.5%
首をしめられた	5人	0.7%
刃物などの凶器となるものを体に突きつけられた	3人	0.4%

(17.2%)」ですが，被害に遭っているのは看護職です．

また発生事例は少ないですが，深刻な影響があると考えられる暴力被害をまとめました（表 2-3）．「物を投げつけられた」の物とは何でしょう？ベッドまわりの手にとれるものが暴力の手段として用いられやすいのです．具体的には，食事，茶碗，湯のみ，コップ，水のみ，ペットボトルなどです．実際，熱いお湯が入ったコップをわざと投げつけた事例やステーションめがけて椅子を投げた事例もあります．「噛みつかれた」後，B型肝炎に感染した事例や末梢のしびれにより治療継続している事例もあります．身体的ダメージが大きい「首をしめられた」，「刃物を突きつけられた」については対応技術を身につけておく必要があるといえます．

暴力の対応手段が「ある」と回答した者は 97 名（14.9%）に対して，「ない」と回答した者は 556 名（85.1%）でした．職種別では暴力被害経験率の高い看護職と事務職で対応手段があると回答した割合は他職種に比べやや高

表 2-4 暴力の対応手段があると答えた職種の割合

看護職	20.6%
事務職	14.3%
薬剤師	9.7%
医師	8.4%
検査技師	5.6%
栄養士・調理師	0.0%

い結果でした（表2-4）．しかし，50％以上の職員が何らかの暴力の経験があるという実情を考えると，具体的な対応手段を知っている者が約15％しかいないというのは問題で，職員教育の充実が求められます．

C 暴力が発生する背景

暴力が発生する背景として，暴力行為者と被害者の要因を示します（表2-5，表2-6）．病気があるというだけで暴力が発生すると考えるのはあまりに短絡的です．暴力行為者の要因を単純化することは難しいのですが，暴力のリスクを査定することはできます．飲酒による酩酊状態での受診や暴力行為の前歴がある場合には，暴力のリスクが高くなるので要注意です．

暴力被害者は女性や若年者・新人に多いといわれています．その理由は，被害者は力が弱く，力で支配しやすいためです．暴力行為者は，弱そうで無抵抗なターゲットを探し，暴力行為に及びます．暴力に無抵抗あるいは過剰に怯える場合には，かえって暴力をエスカレートさせてしまいます．

コミュニケーション技術が未熟な人も被害者になりやすいといわれています．説明がわかりにくい，あるいは説明が不足していた，相手にきちんと確認しなかったなど，自身のコミュニケーション技術が未熟であると，相手につけいるスキを与え，それが暴力の誘因となる場合があります．

逆に少しのことで自分のプライドや人格が傷つけられたと受けとめたり，挑発に乗り大声を出したりしてしまうタイプの人もいます．繰り返しトラブルを起こす職員がいた場合には，職員研修の中で自身の傾向を振り返らせた

表 2-5 暴力行為者の要因

1. アルコール依存症，薬物中毒
2. 認知症，脳血管障害，統合失調症
3. 不穏状態，せん妄状態，不安状態，癌末期状態
4. ストレス：慢性的な痛み，行動制限，待ち時間の長さ
5. 飲酒による酩酊状態
6. 暴力行為の前歴

表 2-6 暴力被害者の要因

1. 女性，若年者，新人
2. 暴力に無抵抗あるいは暴力に過剰に怯える
3. コミュニケーション技術の未熟
4. 挑発に乗ってしまうあるいはキレやすい性格
5. 正義感が強すぎて1人で対応しようとする
6. 患者のパーソナルスペースに不用意に侵入する
7. 暴力のリスクを把握できない
8. 暴力のトレーニングを受けていない

り，また1対1の力の闘争に引きずり込まれないように複数で対応をさせる必要があります．一方，正義感が強すぎて，人に頼らず1人で対応しようとする場合にも暴力が生じやすくなります．複数で対応できるのであれば，より安全性が高まるので1人で対応しないことです．

暴力発生のリスクを高めることに，患者のパーソナルスペースに不用意に侵入したり，暴力のリスクを把握できないことがあげられます．ただしこれらはトレーニングを積むことで解決できます．

D 職場で取り組んでうまくいった成功事例

職場では成功事例から学ぶことが多いです（表 2-7）．実際に，「職員が患者にネックレスをひっぱられた」という事例が発生した医療機関では，アクセサリーを禁止し，その後ネックレスで首を絞められるという事例は発生していません．

暴力発生を未然に防ぐために，「苦情処理窓口でクレーム対応する」，「一

表 2-7 職場で取り組んでうまくいった事例・良好対策

＜組織的な取り組み＞
○情報を共有し対応を統一
- クレーマー，注意人物は外来カルテに"☆"を書いて情報を共有している
- 要注意者のリストを作成し，カルテの表紙に職員だけがわかる表示を行い，職員間で共有することにより，深夜や救急時，外来などでの患者の対応がスムーズに行えている
- 悪質クレーマーが来た時に，特定の職員が対応することに決めて，うまくいっている
- 暴力行為者に関する事前情報を入れている（足蹴りが出るから注意する，など）
- 問題のある患者の情報を職員に伝達し共有し，対応を統一させて患者に接していくことで効果があった

○暴力発生の具体的対応
- 面会者は面会証をつけてもらい，つけていない人には声をかけ面会の手続きをしてもらう
- 安全マニュアルをポケットに常に携帯している
- 看護師が勤務時間内は防犯ベルを持つようにし，効果をあげた
- ミトンをはめ，ひっかきを予防している

○警察OBの活用と警備員の巡回
- 警察OBや警備員が時間毎に巡回する
- 警備員は私服を着て巡回している
- 相談にのったり，暴力行為のある患者の対応をしてくれる

○監視カメラの設置
- 救急で搬送されてきた患者の荷物が盗難に遭い，患者よりクレームがあったが，設置していた防犯カメラの映像から，警察へ報告し，問題が解決した
- 外来で盗難が発生したが，3回ほど監視カメラで犯人が見つかった
- 看護師更衣室と救急外来入口に監視カメラを設置したので，事件発生時に確認できる

○出入口の制限
- 外部の侵入者に警備員が殴られそうになった事例が発生したため，救急外来の出入り口を外から開けられないようにし，その後，侵入者はいない
- 夜間は外からはドアが開かないようにして，侵入者を防げた

○外来の待ち時間について利用者に情報提供
- 外来の待ち時間情報を表示することで，患者が外に行けたりするので，クレームが減った

＜発生時の対応＞
○ボイスレコーダーで記録
- （家族の了承を得た上で）患者の暴言の内容をボイスレコーダーで録音し，家族に聞いてもらったところ，理解を示し，家族を含めた対応ができた
- 暴言を吐く家族に対し，次回同じようなことがあればボイスレコーダーを用いるよう上司からスタッフへ伝達したところ，その後暴言はなかった

○第三者が対応する
- 医師に土下座を要求していた患者が，担当職員が対応し，話を聞くと静かになり，和解ができた
- 被害者（職員）と加害者（患者）の当事者同士ではなく，師長が来ると，患者が話を聞いてくれた．混乱していた状況から場所を変えて話を聞くのがよかった

○緊急コード発令
- 緊急コード発令の際にはベテランが対応に向かい，うまくいっている

＜発生後の対応＞
○書面による警告
- セクハラ行為を繰り返す患者に，書面を読み上げて警告を行ったところ，まったくセクハラ行為がなくなった

○被害者支援
- リエゾンナースなど，専門のカウンセラーが週2回来て，相談にのってくれている

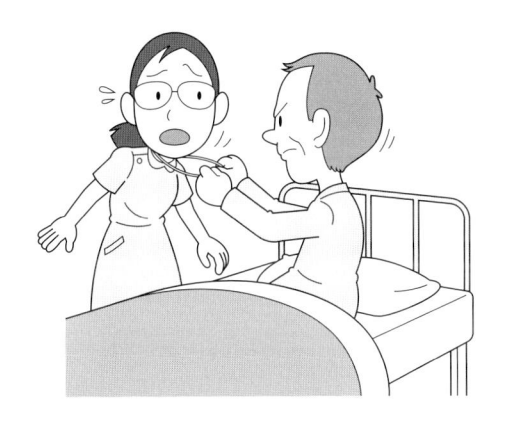

般と家族で色分けして面会者の把握をしている」,「夜勤看護師を警備員が寮まで送ることになっている」などの対策がとられています.暴力団関係者など,診療妨害が発生した場合の緊急体制確立という対策を講じ,幸いなことに現在まで緊急コールを使用していない医療機関も存在します.このように職員の安全を守る対策を積極的に講じることで,暴力を未然に防ぐことに寄与すると思われます.

E 医療機関における職員の安全への配慮

　暴力対策を怠ったことにより,職員が暴力被害に遭った場合,医療機関の責任が問われます.2008年3月から施行された労働契約法にも労働者への安全への配慮が含まれ,第5条に「使用者は,労働契約に伴い,<u>労働者がその生命,身体等の安全を確保しつつ労働することができるよう,必要な配慮をするものとする</u>」と示されています.使用者は労働者を危険から保護するよう配慮すべき安全配慮義務を負っているのです.またここでいう,「生命,身体等の安全」には心身の健康も含まれています.

　民法415条には,「債務者がその債務の本旨に従った履行をしないときは,債権者は,これによって生じた損害の賠償を請求することができる.債務者の責めに帰すべき事由によって履行をすることができなくなったときも,同様とする.」と定められています.このように,医療機関には職員を

表 2-8 日本医療機能評価機構の病院機能評価（Ver 6.0）の新規項目

6.1.3.3 院内暴力について組織的に対応している
　①院内暴力を防止する方針が明確で，体制が整備されている
　②具体的な対応策が明文化され，職員に周知されている
　③職員の相談窓口が設置されている

暴力から守るという安全配慮義務が課されています．そのため，有効な対策を立てずに職員が暴力被害に遭った場合，債務不履行を理由に，医療機関は訴えられる可能性があるのです．

日本医療機能評価機構の病院機能評価（Ver 6.0）に院内暴力の組織的対応と項目が追加されました（表 2-8）．ここでは詳細は述べませんが（参考文献1），たった1人しかいない大切な職員のために，できる対策から進めていっていただきたいと思います．

■文献

1) 三木明子．第1章院内暴力対策．In: 日経ヘルスケア編．患者トラブル解決マニュアル．東京: 日経BP社; 2009. p.9-78

参考文献

1) 三木明子, 友田尋子．In: 看護職が体験する患者からの暴力．東京: 日本看護協会出版会; 2010. p.2-228

〈三木明子〉

1 患者からのセクハラ被害と対応

はじめに

セクシャルハラスメント（以下，セクハラ）は，「職場において行われる性的な言動に対するその雇用する従業員の対応により当該従業員がその労働条件につき不利益を受け，又は当該性的な言動により当該従業員の就業環境が害されること」と改正男女雇用機会均等法で定められています．事業主は，当該従業員からの相談に応じ，適切に対応するために必要な体制の整備，雇用管理上必要な措置を講じなくてはなりません（1章の「現状と対策」参照）．

セクハラは「性的嫌がらせ」という意味で，相手の意に反する，相手の望まない性的言動のことを指します．性的な言動は，①性的な内容の発言と②性的な行為に分けられます．性的な内容の発言は，性的な冗談を言うこと，性的なからかいをすること，食事やデートに執拗に誘うこと，意図的に性的な噂を流布すること，個人の性的な体験を話すこと，性的な事実関係を尋ねることなどです．性的な行為は，わいせつな雑誌などを見せる，性的な関係の強要，身体への不必要な接触，強制わいせつ行為，強姦などになります．

改正男女雇用機会均等法の指針では，同じ職場に所属する事業主，上司，同僚だけでなく，顧客もセクハラの加害者になることが示されています．つまり，医療機関の顧客は患者や家族になります．患者や家族によるセクハラは，サービスの利用者と提供者という立場を利用されやすいため，職員が断ったり，抗議しにくい状況がつくられます．

A セクハラは個人対応ではなく組織対応が基本

セクハラは個人対応ではなく，組織対応が基本になります．表2-9のチェックポイントにそって，皆さんの職場で実施されているセクハラ対策について確認してみて下さい．

表 2-9 医療機関におけるセクハラ対策実施のチェックポイント

- □ セクハラが絶対にあってはならないという基本方針について，病院内の倫理規定や就業規則に明記してありますか？
- □ 服務規程の中にセクハラに関する項目を設け，どんなことがセクハラ行為になるのか，明記してありますか？
- □ セクハラ行為があったと認められた場合，加害者にどのように対応するか，明記してありますか？
- □ 情報誌やホームページでセクハラ対策について，職員に周知されていますか？
- □ セクハラに関する研修や講習会が定期的に開催されていますか？
- □ セクハラの問題を把握するために，定期的に実態調査が行われていますか？
- □ セクハラに関する相談を受けるために，相談窓口は設置されていますか？
- □ セクハラが発生しないように再発防止策が講じられていますか？

B セクハラへの対応：「明確な意思表示」，「密室化を作らない」，「複数対応」

患者からのセクハラ被害事例を紹介し，具体的対応と対応のコツ（表2-10）を説明します．

事例 1

加害者：患者（70代，男性）
　　　　口腔癌術後，病状は安定，独居
被害者：訪問看護師（40代，女性）

【暴力の被害状況】
　午後に訪問．ベッド上，自分のペニスを触りながら，「ほら，ほら」など，見て，触ってと言わんばかりの態度を示した．最初は聞こえないふり，気づかないふりをしていたが，やめようとしないので，「今日は帰りますね」と伝え，訪問を終了した．
影響：その後，訪問できなくなった．顔を見るのも苦痛と思えた．

事例 2

加害者：患者（40代，男性）
　　　　総胆管結石術後1週間，Tチューブドレナージ
被害者：看護師（20代，女性）
【暴力の被害状況】
　夜間巡視時，胸を触る，卑猥なことを言う．管理者として相談を受け，注意を促すと逆ギレし，話し合いにならず．Tチューブが入ったまま自主退院．入院費用を入金せず．

事例 3

加害者：患者（20代，男性）
　　　　頸椎損傷
被害者：看護師（20代，女性）
【暴力の被害状況】
　病室で自己導尿方法を教育している時，「陰部をなめろ」などと言う．衣服着脱の方法を指導中，胸を触る．主治医や一部の看護師が被害者にがまんさせていた．管理者として問題だと判断しても，病院から障害者だからということで圧力をかけられ改善できなかった．

事例 1～3 の検討

　セクハラは偶然，起きるものではありません．また病気で発生するものでもありません．加害者はターゲットを物色し，ターゲットを決めて，3事例で示したように密室化状況をつくりだしたうえで，発言や行為に及んでいるからです．看護師が患者からのセクハラ被害に遭う場所は，個室，トイレ，浴室などです．そのため目撃者や証人，証拠がありません．たとえセクハラの事実が発覚した場合であっても，今度は「嫌がっていなかった」，「同意のうえだった」と言うのが通常です．そのため大声を出す必要はありません

表 2-10 セクハラ対応のコツ

1. セクハラ発言の場合
    - 「話をやめて下さい」とはっきり言う
    - 「不快な気持ちになります」と感情を伝える
    - 必要以上に接近しない，可能な限りドアやカーテンは開けておく

2. セクハラ行為の場合
    - 「○○（具体的な行為）をやめて下さい」とはっきり言う
    - 出入口の近くに位置し，すぐ逃げる
    - ナースコールや緊急ボタンを押す
    - 防犯ブザーを鳴らす
    - 一度でもセクハラ行為が発生した場合には，2人以上で対応する
    - 被害を受けた職員を接触させない（例：受け持ちを変更する）
    - 職場の管理者（師長，課長）が口頭で患者に注意する

3. セクハラ行為が繰り返される場合あるいは悪質な場合
    ①被害者から具体的に事実の聴取をする
    　　　－行為者は誰か（被害者との関係）
    　　　－セクハラ行為が発生した日時，場所
    　　　－セクハラの具体的内容（発言・行為）
    　　　－初めてか，継続しているか
    　　　－他の職員に対しても同様のセクハラ行為を認めるか
    　　　－被害者の取った対応（No という意思表示をしたか，しなかったか）
    　　　－被害者の対応に対する相手の反応
    　　　－目撃者や証人はいるか
    　　　－身体的損傷を受けた場合には医療機関への受診の有無
    ②客観的証拠を残す（証人，複数の被害者からの具体的な証言，IC レコーダーによる録音）
    ③管理者が書面と口頭で警告する
    　　　－被害者が傷ついているあるいは不快に感じていること
    　　　－病院として適切なケアの提供ができなくなること
    　　　－次にセクハラが起きた場合の対応（被害届の提出，治療の中断，強制退院）
    ④上記の警告に従わない，あるいは悪質なケースの場合は，被害届を提出する，治療を中断する，強制退院させるなどのいずれかの対応をとる

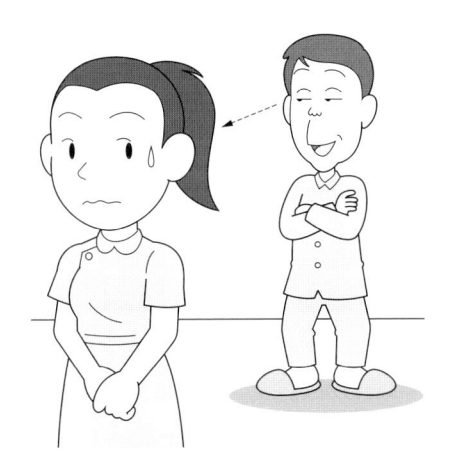

が，一言「やめて下さい」と明確な意思を伝えることが大切です．また声が出せない場合も想定して，防犯ブザーを勤務時間中に携帯させている病院もあります．この対応も嫌だと感じている，危険を感じている，という明確な意思表示になります．

　またセクハラのターゲットとなる職員の特徴は，女性，若年者，新人と一般的にいわれています．「美人」，「きれい」，「かわいい」というのはセクハラ被害に遭う条件にはなりません．セクハラ行為に及ぶ患者よりも，力が弱い人であり，はっきりと意思表示をしない人になります．言い方を変えれば，大変気持ちが優しく，患者を傷つけないためにストレートに嫌だと伝えられないタイプの人になります．

　セクハラ被害を受けた際，はっきり意思表示をしない職員にも問題があるのではないかという考えがあるかもしれません．これはセカンドハラスメントといって，このように被害を扱われると，被害者はさらに傷つきます（5章の「コラム」参照）．事例3では患者からのセクハラが発生した事実があっても，被害者にがまんを強いる組織風土が存在します．電車内で胸やお尻をさわると犯罪として扱われるのに，病院内で患者が同じ行為をしても容認されるのはなぜでしょう？　行為そのものは同じであっても，発生した場所によって扱われ方や認識が異なるのはおかしなことです．そういう意味で

は，はっきり意思表示をしない被害者を責めることはできません．そもそも加害者は，はっきり意思表示できない相手だから，ターゲットに選ぶのです．被害者に具体的にどのように対応すればいいのかを助言し，本人ができる対応を選択するという方法もありますし，複数対応することを基本におくのも一つです．

セクハラ発言は黙って聞いていても，エスカレートするだけで，患者は話しをやめることはありません．また，笑ってごまかすなどの曖昧な態度では，患者にやめてほしいという意思はまったく伝わりません．セクハラ発言を聞く職員がいなければ，患者はセクハラ発言を言い続けることはありません．速やかにその場から離れることでおさまります．

セクハラの対応では，逃げ道の確保だけでなく，密室環境をつくらないことが大切です．ケア時や夜勤時など，どうしても1人で対応しなければならない状況が発生することがあると思います．その場合には，自分の逃げ道を確保し，出入り口に近いところに自分のポジションをとる必要があります．そうしないとセクハラ行為に及ばれた時に，すぐに逃げられない状況が作り出されます．相手のほうが自分よりも力が強いこと，「大声を出すな」と脅されて恐怖のあまり凍りついてしまうことなどから，すぐに回避できなかったケースが存在します．

C 悪質なセクハラの対応：「書面による警告」，「証拠の提示」

一度でもセクハラ行為があった場合には身体的ケアは2人以上で行い，悪質な場合には書面と口頭で警告することが必要になります．警告文には「セクハラにより適切なケア（あるいは治療）の提供ができなくなること」，「次にセクハラが起きた場合には，被害届の提出，治療の中断，強制退院などのいずれかの対応をとること」について明記しておくとよいでしょう．

患者からのセクハラを減らすためには，私達の認識を変えていくことが第一歩です．「少し身体を触られただけだからおおげさにしたくない」，「自分だけが我慢すればいい」と被害者は思いがちですが，これでは問題は解決し

ません．セクハラの芽は早目に摘むことが重要です．そのため，怪我などの身体的外傷を伴わないセクハラも含めて報告し，チーム内で情報を共有し，対応策を決めておくことが大切です．たいてい，加害者は一度のセクハラで終わることはなく，繰り返すことが多いからです．自分だけが我慢すればいいと考え，報告を控えると，かえって第二，第三の被害者を生み出すことにつながります．そのため職場では，セクハラの被害の程度で報告する基準を決めるのではなく，セクハラ発言や行為を認めた場合は迅速に報告するように周知徹底しておくことが，セクハラの被害を最小にとどめることにつながります．

　目撃者や証拠がなければ，加害者側はセクハラの事実を認めることはまずありません．セクハラを行う患者は，健全な判断力をもっており，そのため客観的証拠を提示することでセクハラがおさまる場合があります．ここでいう客観的証拠とは，①目撃証言，②複数人からの被害体験の証言，③ICレコーダーによる録音，④被害者の衣類などです．④の証拠保全については詳細に示しませんが，全国に性犯罪被害相談窓口が設置され[1]，迅速に対応できるよう整備されています．発生後には，女性医師による迅速かつ適切な診断・治療と証拠採取を行うために，警察と産婦人科医師会とのネットワークも構築されています．さらに各都道府県警察では，性犯罪被害110番や性犯罪被害者相談コーナーを設置し，女性警察官が相談に応じています．このように被害者個人が利用できる相談窓口はありますが，医療機関の職員がセクハラ被害に遭った場合，組織としてどのように対応するかを決めておく必要があります．実際，セクハラ行為をした患者を強制退院させた病院もあります．

■文献

1) http://www.npa.go.jp/higaisya/shien/torikumi/sei.htm

〈三木明子〉

2 医療従事者へのストーカーの予防と対応

はじめに

「ストーカー」とは，特定の相手に一方的に病的な執着を寄せ，追いかけ回す人です．相手が嫌悪しているのに，相手の気持ちを無視して監視，追跡を計画的に継続して行います．

医療従事者に対するストーカーということが起きると思わない方もおられるかもしれませんが，和田らの調査によると看護師の11％がキャリアのなかで一度でも経験したということが示されています[1]．

医療従事者へのストーカー行為は，入院患者や来院者が一方的にやさしくしてくれた医療従事者に対し「気がある」と勘違いしたり，好きになって「つきまとい」，「待ち伏せ」，「押しかけ」，「交際を迫る」などの形態があります．また逆に，治療や看護行為において，患者や家族などが医療従事者の許せない言葉や態度，あるいは医療行為が悪い結果となったことへの「恨み」や「憎しみ」をもち，何らかの危害を加える目的で手紙や電話（FAX）で「脅迫」し，あるいは「つきまとい」，「押しかけ」て，直接暴言，暴力を

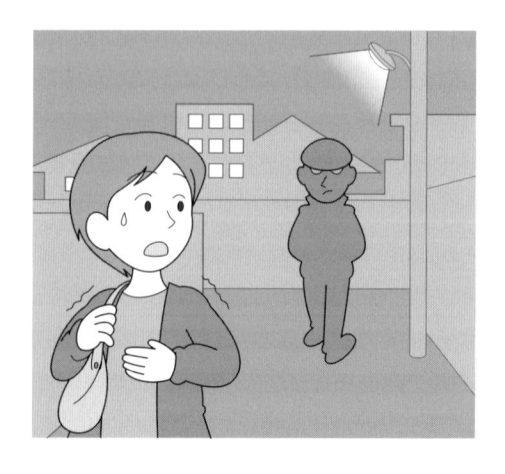

行います．注意すべきことは，ストーカー犯を刺激すると，傷害や殺人という凶悪犯罪へと進展していくことです．

A ストーカーから身を守る方法

医療従事者が，ある日自分の周辺で不愉快な行為を認知し，ストーカーではないかと疑った時には，応々にしてプライバシーのほとんどを，ストーカーに知り尽くされていると思うべきです．ストーカーから身を守るポイントは，次の通りです．

> ① 自宅を知られないよう，帰宅時は後方の尾行に警戒する．
> ② 万一に備え，防犯ブザーなどを携行する．
> ③ ドアや窓は二重鍵，カーテンは遮光とするなど自宅の戸締りを厳重にして，不審者の侵入を防ぐ．
> ④ 食事に誘われ，交際を求められたら，断固として「NO」という．
> ⑤ 個人情報の管理を徹底し，住所・氏名・電話（携帯）番号・メールアドレスなどがわかる情報をゴミに捨てない．
> ⑥ ストーカーの被害に遭った時は，その事実を職場の上司・同僚・友人・家族に知らせて理解を求め協力を得る．
> ⑦ 法的措置に備え，被害の日時・場所・送られてきた手紙・FAXなどを証拠として管理保管しておく．
> ⑧ 身の危険を感じたら1人で悩まず，上司や法務局人権擁護課に相談する．

しかし，一番のお勧めは，最寄りの警察署へ証拠物とともに被害を申告し，犯人の処罰を求めることです．ただし，緊急の場合は，ためらうことなく110番で助けを求めることです．図2-2にストーカー規制法の仕組みを示しました．いずれにせよ警察に相談しなければストーカーは防げません．

医療機関は組織としても対応を行い，相談があった場合には直ちに毅然と対応することが必要です．特に女性職員の写真の掲載などの取り扱いには十

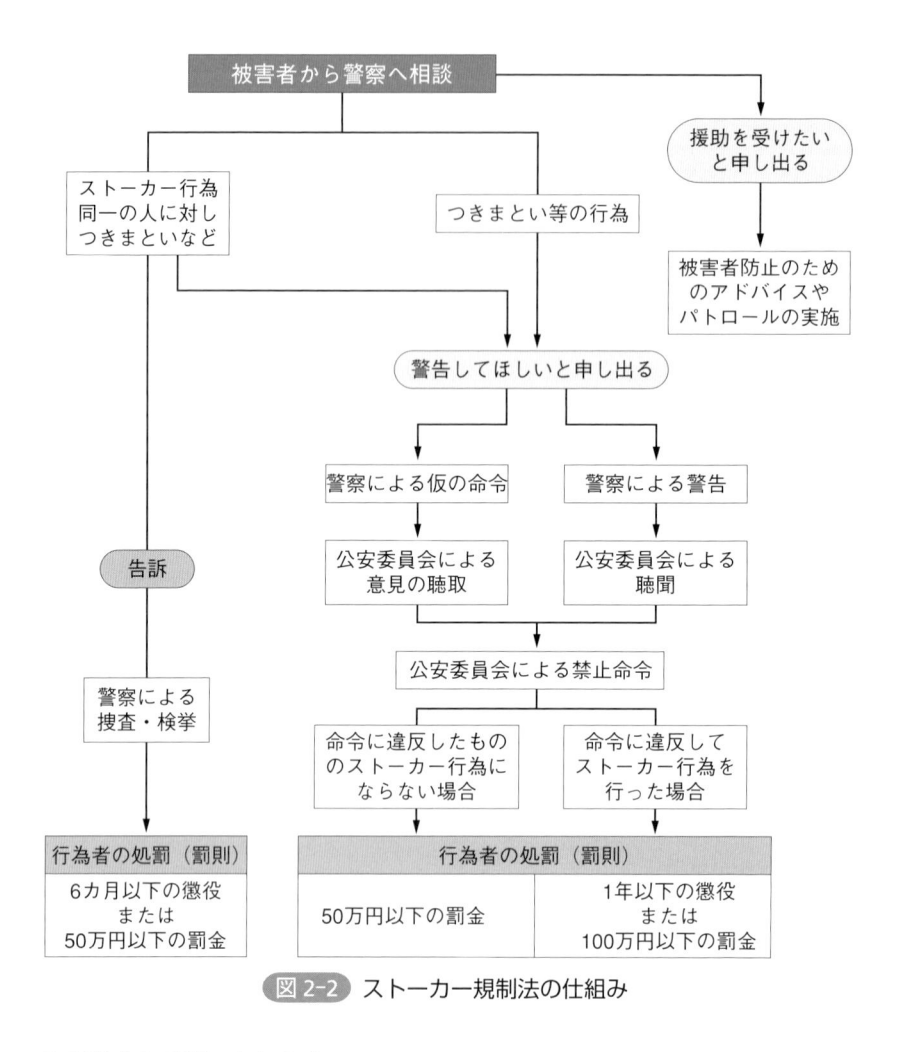

図2-2 ストーカー規制法の仕組み

[フローチャート]

- 被害者から警察へ相談
  - ストーカー行為 同一の人に対しつきまといなど
    - 告訴
    - 警察による捜査・検挙
    - 行為者の処罰（罰則）: 6カ月以下の懲役 または 50万円以下の罰金
  - つきまとい等の行為
    - 警告してほしいと申し出る
      - 警察による仮の命令 → 公安委員会による意見の聴取
      - 警察による警告 → 公安委員会による聴聞
    - 公安委員会による禁止命令
      - 命令に違反したもののストーカー行為にならない場合
        - 行為者の処罰（罰則）: 50万円以下の罰金
      - 命令に違反してストーカー行為を行った場合
        - 行為者の処罰（罰則）: 1年以下の懲役 または 100万円以下の罰金
  - 援助を受けたいと申し出る
    - 被害者防止のためのアドバイスやパトロールの実施

分な配慮も必要になります．

■文献

1) 和田耕治, 太田 寛, 広瀬達子. 東京都の医療機関における暴力の現状（その1）看護職と事務職が経験した患者による暴力と患者同士の暴力. 安全医学. 2009; 6 (2): 34-9.

〈谷山悌三〉

3 船橋市立医療センターの取り組み
―救命救急センター医長の立場から―

はじめに

　救急外来では，一般外来に比べ患者や家族との対応におけるトラブルが発生する確率が高いといえます．なぜなら救急外来は，非常に限られたリソース（人員，設備，予算，時間的など）で患者に対応しなければならないことと，患者とその家族が急な疾病による高いストレス状況下におかれているためです．つまり医療従事者は悪条件のもとで，高いストレスを抱えた人々への対応をしなければならないのです．ひとたびトラブルが発生すれば，安全な療養環境の維持が困難となり，治療に支障をきたします．また，トラブルに巻き込まれた職員は過重なストレスを抱え，仕事に対するモチベーションは低下し離職の原因となりえます．皮肉なことに，積極的に患者に関わる優秀な職員ほど患者やその家族とのトラブルに遭遇する可能性が高く，そのような優秀な職員が離職することで，院内のリソースがさらに枯渇し，ひいては病院経営の悪化が予測されます．最悪，病院そのものがなくなってしまう可能性もあります．その結果，患者の受診機会の喪失につながり最終的に患者自身が，不利益を被ることになりかねません．

　患者に対するアウトカムを最大限にすることと病院経営の安定化をはかるためには，安全確保のための方策の整備が必要です．そのため，当院では療養環境の維持と医療者の安全確保（ストレスマネジメント含む）のために，患者・家族対応のマニュアルを作成し運用しています．本項ではそのマニュアルを含めた，対応策を紹介します．

A 当院における患者対応の3つの基本姿勢：「丁重，丁寧，低姿勢」

　高ストレス状況下にある患者・家族に対応するためには，高いコミュニケーションスキルが要求されます．患者との良好な関係を築くには，2種類

のコミュニケーションを組み合わせて使う必要があります．そのコミュニケーションとは，言語的コミュニケーション（Verbal Communication: VC），非言語的コミュニケーション（Non-Verbal Communication: NVC）です．文字にするとなにか取っ付きにくい感じがしますが，普段我々が行っているコミュニケーションを二分化したに過ぎません．

　VCとは文字通り，言語を使用したものであり，NVCとは言語以外の，身体動作（表情，声の調子，身振りなど）を使用したものです．人間が他者とコミュニケーションをとるときは，必ずVCとNVCの双方を使用しています．しかも，VCよりもNVCのほうが患者や家族に与える情報量は多いのです．つまり，患者や家族と良好な関係を築くためには，NVCがより重要になってきます（腕組みをしながら，高圧的な態度で迫られたら，誰でも不快な気分になりますよね）．VC, NVCを組み合わせてこそ，良好なコミュニケーションが成立します．

　当院では，図2-3, 2-4, 2-5のようなマニュアルを病院職員全員に配布しています．VC, NVC双方ともに基本的に「丁重，丁寧，低姿勢」で患者，

関係　各位

コミュニケーションとは共感・感動・信頼関係

意味と感情のやりとり

共感・感動・信頼関係

単なる情報の伝達　×

● コミュニケーションとは，単なる情報の伝達ではありません．意味と感情をやりとりすることによって，共感し感動し信頼関係を築くことです．

● コミュニケーションに問題があり，トラブルになっている事例が多発しています．
● 斉藤　孝「コミュニケーション力」によれば，コミュニケーションの基本原則は次の3つです．
　1）目を見る：「相手の存在認めている」というサイン
　2）微笑む：「相手を受け入れている」というサイン
　3）頷いて相槌を打つ：「あなたの話をしっかり聞いていますよ，理解していますよ」というサイン．

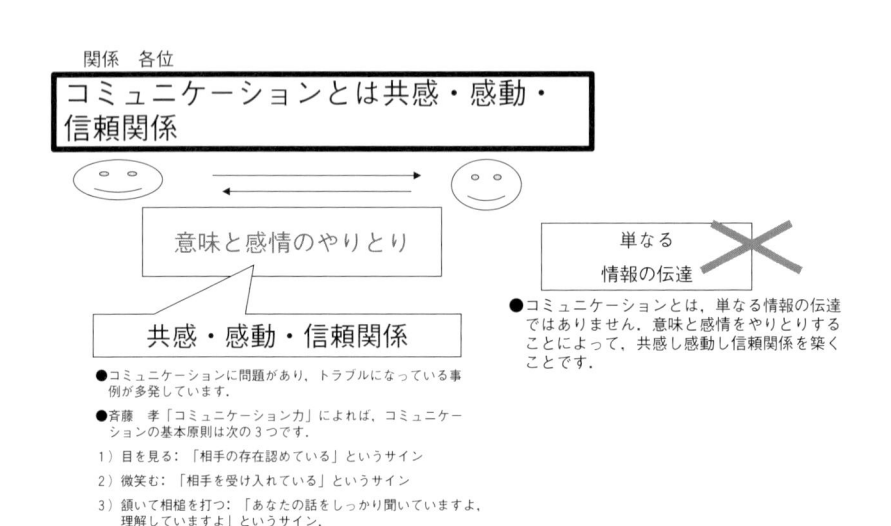

図2-3 マニュアル1：コミュニケーションとは

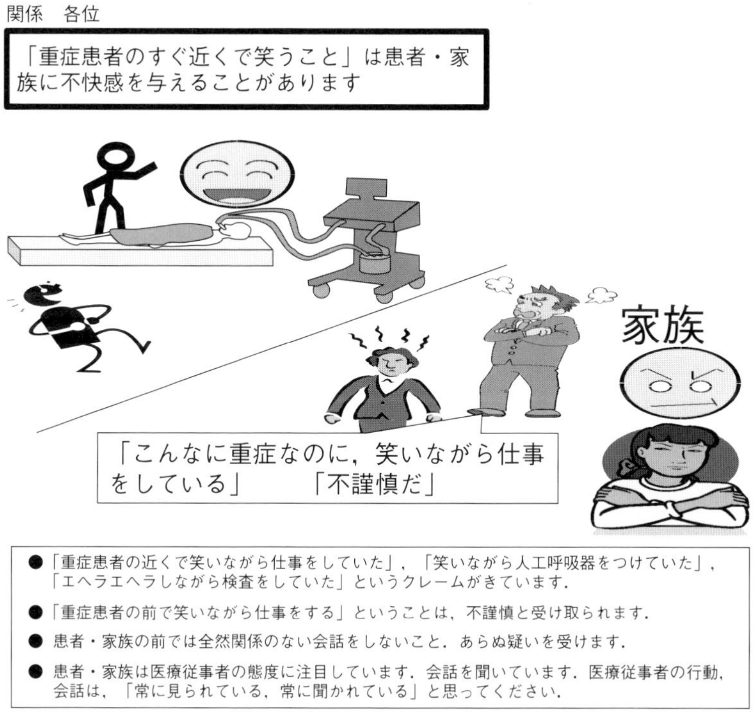

関係　各位

「重症患者のすぐ近くで笑うこと」は患者・家族に不快感を与えることがあります

「こんなに重症なのに，笑いながら仕事をしている」　「不謹慎だ」

- 「重症患者の近くで笑いながら仕事をしていた」，「笑いながら人工呼吸器をつけていた」，「エヘラエヘラしながら検査をしていた」というクレームがきています．
- 「重症患者の前で笑いながら仕事をする」ということは，不謹慎と受け取られます．
- 患者・家族の前では全然関係のない会話をしないこと．あらぬ疑いを受けます．
- 患者・家族は医療従事者の態度に注目しています．会話を聞いています．医療従事者の行動，会話は，「常に見られている，常に聞かれている」と思ってください．

図 2-4　マニュアル 2：重症患者・家族とのコミュニケーション

家族にあたるようにと職員に伝えています．だからといって奴隷のように相手に屈服する必要はありません．プロとして誇りをもって対応するということです．

B　救急外来における患者，家族対応の実際

1. 電話対応編

まず初めに患者やその家族に接触するのは，電話を介してのことが多いです．顔が見えないだけにコミュニケーションに誤解が生じやすくトラブルの芽が発生しやすいです．ここでトラブルの芽を摘むことができれば，患者やその家族に実際に接触した際，スムーズに事が進みます．

関係　各位

診察の「あいうえお」

「あいさつがない、自己紹介がない、訴えをきいてくれない、何もしてくれない」という苦情がよせられています。

診察において大切なのは「あいうえお」です。

沢村敏郎、中島伸、わかる身につく医療コミュニケーションスキル、メディカルレビュー、2005

1)「あ＝あいさつをする」
　診察を始める時、あいさつが必要です。笑顔でアイコンタクトをとりながら、次のようにあいさつしてください：「おはようございます」「はじめまして」「お待たせしました」

2)「い＝医療者であることを自己紹介する」
　「医師の○○です」「○○科の○○です」「研修医の○○です」．社会的地位の高い患者さんや高齢の患者さんの中には、こちらが名乗らないことを非常に不快に感じる人がいます。

3)「う＝訴えをきく」
　相手は患者さんです。まず、「何を訴えているのか、何を求めているのか」を把握することが大切です。問診用紙や紹介状があるときは、その内容を確認してください。そして患者さんから訴えを聞き出してください。

4)「え＝援助する」
　「援助する」という気持ちが大切です。患者さんが痛みや辛さを訴えたら、それを取り除くという援助は可能ですか。取り除けないなら、少しでも不安を軽くすることはできませんか。安心感を与えるということはりっぱな援助です。

5)「お＝オープンクエスチョン」
　Yes, Noで答えるようなクローズドクエスチョンをするのではなく、相手が自由に答えられる「オープンクエスチョン」を使うことにより患者満足度は格段に向上します。「どのような○○なのか具体的に説明してください」「言い残したことはありませんか」「他に心配ごとはありませんか」「それ以外に辛いことはありませんか」「聞き忘れたことはありませんか」

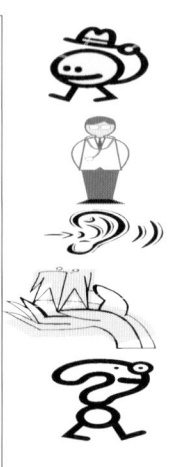

図 2-5 マニュアル 3：診察の「あいうえお」

　受診希望や、病状相談などで、当院救急外来には、様々な電話が寄せられます。

　以前は救急外来看護師がこの電話対応をすべて行っていました．このため、多忙な夜間、休日帯に看護師が電話対応のみに忙殺され救急外来業務に支障をきたしていました．そのため、2008年度より電話対応のマニュアルを一部改訂しました（図2-6）．

　救急外来に寄せられる電話は、平日の日勤帯では代表交換から救急看護師へつなぐようになっており、従来通り看護師が対応していますが、夜間休日帯の受診希望などの電話は、当院の防災課の職員が最初に対応し、受診希望の場合は基本的に患者、家族に受診可能と伝えることとしました．その際、必ず受診希望者には、①受診まで時間がかかること、②専門医でなく救急当直医師が診察に当たることを説明しています．防災課の職員は医療者ではな

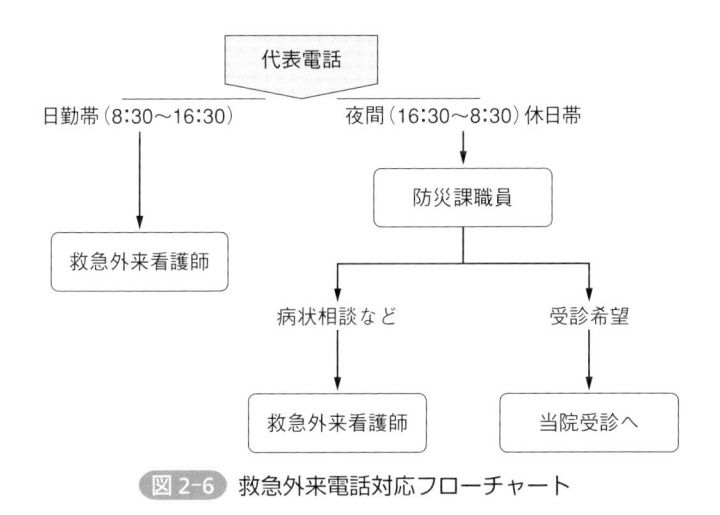

```
                    代表電話
        ┌──────────────┴──────────────┐
  日勤帯(8:30〜16:30)          夜間(16:30〜8:30)休日帯
        │                              │
        ▼                         防災課職員
  救急外来看護師              ┌──────┴──────┐
                          病状相談など      受診希望
                              │              │
                              ▼              ▼
                         救急外来看護師    当院受診へ
```

図 2-6　救急外来電話対応フローチャート

救急患者受診希望連絡票

1	氏名・年齢	才
2	受診希望科	科
3	ID または生年月日	
4	受付時間	AM・PM　　　時　　　分　電話受付
5	来院までの時間	

以下は来院後に患者・家族記入して頂きます

来院理由 ○で囲む	①薬が無くなった　②具合が悪い　③予約日に来られなかった ④その他（　　　　　　　　　　　　　　　　　）
症状をご記入下さい	①どこが（　　　　　　　　　　　　　　　　　　　） ②いつから（　　　　　　　　　　　　　　　　　） ③どのように（　　　　　　　　　　　　　　　　）
アレルギーについて	①薬や食べ物にアレルギーが　　　ある　　　ない ②具体的に（　　　　　　　　　　　　　　　　　）

◎ 重傷者が運ばれて来た時には，長時間お待ち頂くことがあります．
◎ 当直体制となっておりますので，受診科はご希望に沿えない場合があります．
◎ ご理解とご協力をお願い致します．

図 2-7　救急患者受診希望連絡票

いためあるいは医療従事者所定の記録用紙（図2-7）に，電話内容を記録するよう義務づけています．この体制を敷いたのは，下記の2つの目的があります．

a）救急外来看護師の業務量軽減

夜間休日帯における受診希望者の電話対応量は非常に多く，看護師の業務を圧迫していました．また，様々な患者から寄せられる電話が，看護師のストレスの一因となっていました．この体制が敷かれた後，看護師の夜間休日帯の電話対応の業務量は軽減し，外来業務に注力可能となりました．また，無駄な電話対応に対するストレス軽減も見込めています．

b）患者・家族のストレス軽減

基本的に受診可能と伝えるようにしたのは，当院が市立病院であり市民の健康維持に努めることが期待されているためと，夜間休日帯に急な疾病にみまわれた，高ストレス状況下におかれている患者・家族のストレス軽減のためです．この状態で，受診困難などの否定的な言葉を病院から受けると，見捨てられ感からくる怒りの感情から，病院に対し攻撃的になる可能性があります．そのため，基本的には受診可能と伝え，患者・家族のストレスの軽減をはかっています．

2．救急外来編

救急外来到着後，救急外来看護師がバイタル聴取を含めて問診をとり，トリアージを行った後に，救急外来医師（当直研修医，もしくは当直上級医）による診察となります．

来院後から問診までの時間を可能な限り短縮するため，記録用紙に来院時間を記録し，15分以内に問診をとることを目標としています．これは，待ち時間の軽減が患者ストレスの軽減につながることと，可及的すみやかなトリアージを行うためです．2010年8月から試験的にトリアージシートを導入し，バイタルの聴取を含めた記録を行っています．迅速，正確なトリアージを行うことは，未然に患者の有害事象を防ぐために重要です．当然，VC，NVCを行うように指導しています．また，医師に対しては，表2-11のよ

表2-11 マニュアル4：救急外来での医師の対応

関係　各位

救急外来受付担当者は「救急の顔」

　当院の救命救急センターの救急外来には，ドクターカー・救急車で搬入される患者だけでなく，直接来院する患者もいます．それぞれの患者の疾患・重症度・待ち時間は様々であり，救急受付担当者は患者・家族に対して，適切かつ柔軟な対応を行う必要があります．救急受付担当者は患者と家族に最初に接する「救急の顔」です．救急の顔として以下の対応を心がけてください．

1) 接遇：　心配で救急に来院している患者・家族の身になって，懇切・丁寧に対応してください．勤務時間中は，常に制服または白衣を着用し，名札をつけてください．

2) 確認作業：　患者・家族の中には気が動転している方もいます．身元不明者もいます．受付情報に何らかの誤りがあるかもしれません．十分に注意し，「おや？」と思うようなことがあれば，そのままにしないで必ず確認作業を行ってください（例：氏名・年齢・性別・住所の誤り，患者誤認など）．

3) 救急外来ナースへの連絡：　ナースによる問診が速やかに行われるように，救急外来ナースとの連絡調整に努めてください（ドクター・ナースが心肺蘇生術の最中でありなかなか問診ができないこともあります．このようなときは，必要に応じ繰り返しナースに連絡してください）．待ち時間が長くなっている，患者・家族がいらいらしているなどの情報もナースに伝えてください．

4) 患者・家族への説明：　心配している患者・家族が何らかの説明を求めてくることがあります．このようなときはできるかぎり丁寧に対応してください．患者・家族が長く待たされていらいらしているように見受けられたら，こちらから進んで説明して声をかけてください（例：待ち時間はだいたい○○分ぐらいになると思われます．お待ちいただき申しわけありません．再度救急外来ナースに伝えてまいります）．

5) トラブル発生時の対応：　何らかのトラブル発生時には，速やかにナースに連絡してください．

うなマニュアルを配布し，診察に当たるように指導しています．
　ここで大切なことは，来院した患者・家族が安心感と自分が大切にされていると思えるような，医療従事者の配慮です．これにより，コミュニケーションにおいては，無用なトラブルの芽が発生する可能性を低くすることができると思われます．

3. 暴言・暴力対応編

前述した対応策（コミュニケーションや電話対応，救急外来対応）をとっていても不幸にして，患者・家族からの暴言，暴力などの事件が発生することがあります．当院では，院内の安全確保のために暴言・暴力に対するマニュアルを作成し運用しています．その対応には，予防的対応からアフターケアまで5つの対応策をとっています．

①予防的対策

当院では，2007年4月22日より院内に図2-8のような「暴言・暴力お断り」のポスターを掲示しています．ポスターの掲示位置は，病院の玄関や救急外来の面談室などの患者やその家族の目に触れやすい所に掲示しています．またそれと同時に「警察官立寄所」のステッカーも病院玄関に掲示しています．これらのポスターを掲示することで，「患者やその家族が不快な気

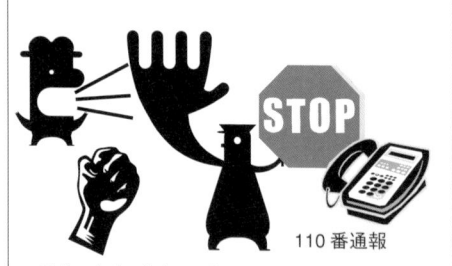

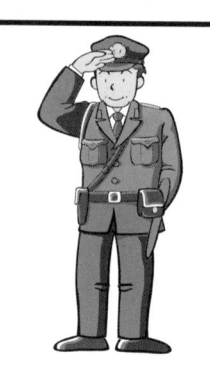

図2-8 暴力防止啓発ポスター

分になるのではないか？」と思われるかもしれませんが，基本的にほとんどの患者やその家族は善良な方達ですので，そのようなポスターが目に入ったとしても気にする方はいないので，ポスターの掲示はおすすめです．これらのポスターを掲示することで，当院の暴言や暴力に対する姿勢を明確に打ち出すことができます．また当院医療者に暴言・暴力に対する対応策のマニュアルを職員に配布し意思統一をはかっています．マニュアルには，具体的な対応策と法的な根拠を載せており，医療者を守る公的根拠を示しています．具体的な方法を示すことで職員へも当院の姿勢を打ち出し，暴言や暴力を許さない病院風土の構築を行っています．

②院内防犯体制の充実

警察による職員を対象にした防犯セミナーの開催と，防犯用具（さすまた，防犯ベルなど）の確保を行っています．防犯セミナーの内容は，警察による (1) 簡易な護身術の講習，(2) 暴漢制圧用のさすまたの使用法の講習，(3) 安全管理室スタッフによるコミュニケーション理論講座，(4) 電話対応や患者対応のロールプレイを行っています．防犯セミナーで，実際に警察の指導を受けることは非常に有意義です．さまざまな具体的アドバイスを受けることができます．そのうえ，普段接触することが少ない警察の方達と触れ合うことで，警察の方達との心理的障壁が減っていきます．これにより警察との協力関係を築きやすくなります．具体的にいうと，医療スタッフが，事例が発生した場合すぐに警察に通報しやすくなります．

さすまたや防犯ベルなどの防犯用具などは，患者・家族の目に触れはしないもののすぐに使用できる状態にしています．特にさすまたは，患者・家族の目に触れるような所にあると，相手の感情を刺激する可能性があります．最悪，さすまたを持ってこちらに危害を加えることも予想されますので，絶対に患者・家族の目に触れないところに保管してください．防犯ベルは，救急外来や各病棟に常備してあり，暴言・暴力事例が発生する危険性のある患者や家族に対応する時に，防犯ベルを装備して対応に当たっています．

③弁護士との連携

医療従事者は暴言・暴力対応において法的に不適切な対応をしたり，医療

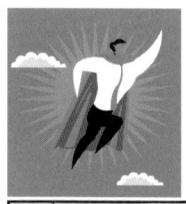

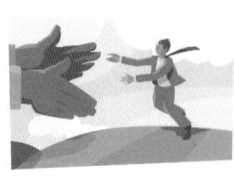

被害にあった医療従事者の味方になってくれる法律

No.	医療従事者にとって迷惑となる行為	法律
1	泥酔し、騒ぐなどして他の患者に迷惑をかけること	酒に酔って公衆に迷惑をかける行為の防止等に関する法律（酒酔い防止法）⇒法律違反
2	医療者や他の患者に対して、殴る・蹴る・小突く・胸倉をつかむなどの暴力行為	刑法204条⇒暴行罪、傷害罪
3	院内の設備や備品を破壊すること	刑法261条⇒器物破壊罪
4	医療者や患者に暴言を浴びせること	刑法231条⇒侮辱罪
5	医療者に対してみだりに接触すること	刑法176条⇒強制わいせつ罪
6	わざと大声や奇声を発し、居続けて業務を妨害すること 院内で怒鳴り散らす等して、医療者の業務を妨害すること	刑法234条⇒威力行為妨害罪
7	「お前ら、不幸が起きるぞ」等、脅迫的暴言を吐く行為	刑法222条⇒脅迫罪
8	医療者に物を投げつけること	刑法204条⇒暴行罪・傷害罪
9	卑猥な発言等、公然わいせつ的行為をすること	刑法176条⇒公然わいせつ罪
10	土下座させたり、謝らせる行為	刑法223条⇒強要罪
11	正当な理由がないのに院内に侵入し、「退去してください」と言っても従わない	刑法130条⇒住居侵入罪と不退去罪

● 医療従事者が暴力・暴言などの被害にあうことがあります．加害者が「患者・家族」のこともあれば、「医療従事者」のこともあります．

● 一緒に働いている仲間に対して「暴言を浴びせることは侮辱罪」、「おれに謝れと強要するとは強要罪」、もちろん「セクハラは強制わいせつ罪」ですよ．

● 被害にあった医療従事者の味方になってくれる法律を下の表に掲載しておきます．参考にしてください．

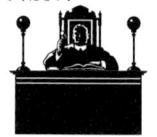

文献：佐合茂樹（木沢記念病院企画総合部長）、平成17年「医療安全管理者養成課程講習会」の資料

図 2-9 院内暴力に関する法律

従事者を守る法律があってもそれを使用せずに、いたずらに患者から暴言・暴力の被害を受け続ける可能性があります．ですので、法律の専門家である弁護士との連携をとることが重要です．当院では、トラブルとなった患者に対する説明時に、顧問弁護士の同席を依頼しています．また、法的に必要な知識の助言を受けています（図 2-9）．

④コードマニュアルの整備（図 2-10）

実際の事例が発生した場合には、可及的速やかに必要な人員が現場に急行することが必要です．当院では、暴言・暴力などで医療従事者が何らかの身体的、心理的な"脅威"を感じたときに「コード ホワイト」と院内放送がかかる体制としました．コード発令時は安全管理室職員が現場に駆けつけ、情報収集と事態の収束に努めます．

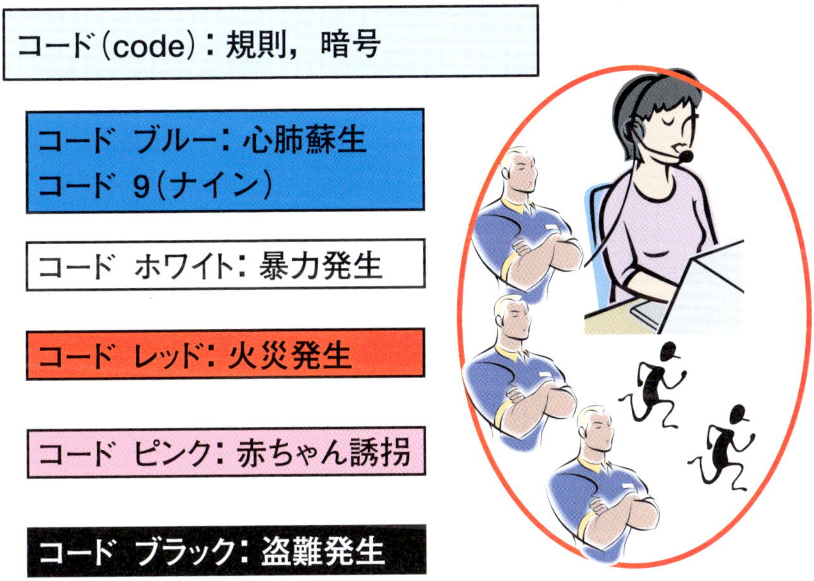

3 船橋市立医療センターの取り組み―救命救急センター医長の立場から― 71

コード（code）：規則，暗号

コード ブルー：心肺蘇生
コード 9（ナイン）

コード ホワイト：暴力発生

コード レッド：火災発生

コード ピンク：赤ちゃん誘拐

コード ブラック：盗難発生

図 2-10 コードマニュアル一覧

　基本的に，コード ホワイトを発動した場合，警察に連絡を入れることになっています（110番通報するか，生活安全課に電話するかは，ケースバイケースです）．また，事態の収束後は，安全管理室職員による，情報収集後の事例検討の記録を行います．夜間や，休日帯の職員が不在の時は，当直の職員（責任当直医師，当直師長，当直事務など）で事例に当たります．事例が発生した場合は，院内だけでなく警察の力を借りたほうが事態を早く収束できます．

⑤ストレスケア

　職員は，傷病者の治療や看護のための訓練は受けていますが，患者からの暴言・暴力に対するトレーニングは受けていません．基本的に性善説に基づき行動するため，必要以上に患者に振り回されたり，自罰的になったりして過大なストレスを抱え込む傾向にあります．過度なストレスを抱えた場合，職員の心身の疲弊から業務効率の低下や，離職の原因になる可能性がありま

す．これらを防ぐためには，事態に巻き込まれた職員のストレスケアが必要です．当院では，カウンセラー（非常勤）による，暴言・暴力を受けた職員のストレスケアを行っています．カウンセラーが必要と思った職員は，当院精神科医師による診察も可能です．これは，問題が発生した場合，組織的対応をするという病院の体制をスタッフに示すためにも必要だと思われます．

C 今後の展望

2007年度より，当院の安全管理室が中心となって，患者対応や医療安全に関するマニュアルの作成や，院内体制の構築を行っています．現在もマニュアルなどの改訂を行っており，より実践的な院内体制の構築を目指しています．

■文献

1) 濱川博昭. In：病院のクレーム対応マニュアル．ぱる出版；2005.
2) Marian R Stuart, Joseph A. Lieberman III. In: The Fifteen Minute Hour. Applied Psychotherapy for the Primary Care Physician. Praeger Publisher; 1993.
3) 相澤好治 監修, 和田耕治 編集. In：ストップ！ 病医院の暴言・暴力対策ハンドブック．東京：メジカルビュー社；2008.
4) 岩堀禎廣, 近藤直樹. In:「スキル」を学ぶ前に読む本 医療コミュニケーション．東京：薬事日報社；2008.
5) 井上清成. In: 病院法務セミナー よくわかる病院のトラブル法的対応のコツ．東京：毎日コミュニケーション．2008.
6) 岸本暢将, 篠浦 丞. In: 外来診療コミュニケーションが劇的に上手になる方法．東京：羊土社；2008.

〈池田勝紀〉

4 筑波メディカルセンター病院の取り組み
―渉外管理課の立場から―

はじめに

どこの医療機関でも同様ですが，当院でも患者自身の病気や病態（せん妄，薬物の影響，精神疾患など）を原因とする暴力が起きています．また，診療に不満があったり，職員の言動，態度に納得がいかないといって患者や家族が暴言，暴行に及ぶこともあります．

暴力発生時に事務部門として関わる立場の渉外管理課は 2007 年に発足し，発生事例ごと個別に対応してきました．また，当院では 2010 年度から暴力対策マニュアルが制定施行され，現在はマニュアルを各現場に周知させている段階です．

本稿では，当院における暴力発生予防のための対策として，要注意患者および家族の情報共有，暴力対策マニュアルを紹介し，具体的な対応事例をあげて検証していきます．

A 暴力発生予防のための対策

1. 要注意患者および家族の情報共有

当院では，過去に患者本人または家族から暴力行為や悪質クレームがあった場合には，その患者の外来カルテに表示をしています．カルテの表紙に黄色のリスクマークシールを貼って目につくようにしています．暴力やクレームは患者だけではなく家族からのものも多く，当院での統計ではクレームに限れば患者と家族の割合は 6 対 4 です．そこで，シールの表示は本人と家族とに分けて，さらにそれぞれ A〜D の 4 区分に分類しています．たとえばシール表示で 本A とか 家D のようにしています（図 2-11）．4 区分は，暴力やクレームの内容，対応状況に応じて分類しています．分類表を表 2-12 で紹介します．

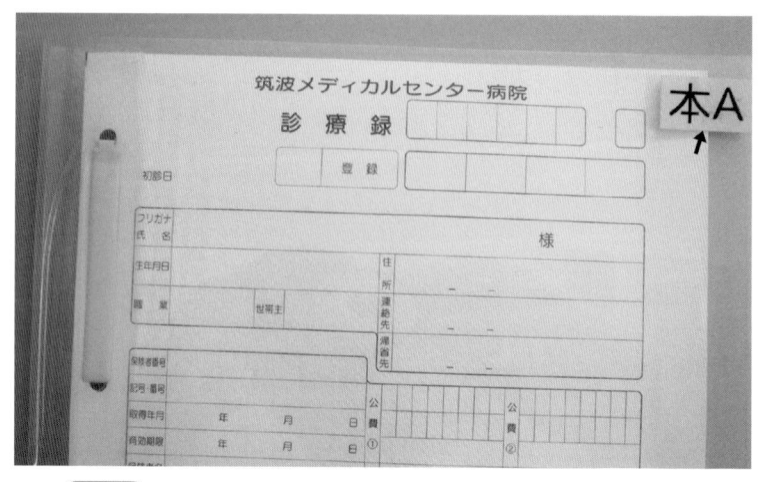

図 2-11 未使用外来カルテ表紙にシールを貼付したもの（矢印）
本Aは本人でAレベルの暴力があったことを意味する．

表 2-12 要注意患者および家族のシール表示と区分

患者本人
- 本A　職員の対応，診療内容，病院の体制などに対してクレームを言う
- 本B　来院時には常に精神的に不穏状態にある
- 本C　①警察対応歴あり
　　　②文書偽造（処方箋，診断書など）歴あり
　　　③薬物（ソセゴンなど）またはアルコール中毒あり
　　　④暴力団関係あり
- 本D　渉外管理課が対応歴あり

患者家族
- 家A　家族等が職員の対応，診療内容，病院の体制などに対してクレームを言う
- 家B　①家族等が文書偽造（処方箋，診断書など）歴あり
　　　②家族等が暴力団関係者あり
- 家C　家族等が虐待などで行政や警察の対応歴あり
- 家D　家族等に渉外管理課が対応歴あり

注）院内での秘密事項のため，実際の表記と一部変更してあります．

シールの表示については，暴力や悪質クレームの発生した部署から渉外管理課に報告があり，シール表示をするかどうか検討依頼があります．渉外管理課では，報告内容とさらなる調査によって，シール表示の有無を決定します．外来カルテは入院カルテと一体になっているので，シールが貼ってあれば，病棟スタッフでも確認ができます．シール表示患者は渉外管理課でデータ管理していますので，各部署からの問い合わせなどにも対応ができます．忙しい診療現場では，必ず目に入る外来カルテの表紙にシールを表示することが有効であると思います．もちろん過去に問題のあった患者のリストも4つの区分に応じて作ってありますが，名前や患者番号でリストに照合するのは時間も手間もかかり，やはり一目で気がつく表示がよいと思います．診察前にカルテのシールで確認ができれば，患者や家族への対応に注意を払うことができます．要注意患者が受診した場合，現場からの要請で，渉外管理課の職員が診察室の近くで待機して有事に備えることもあります．

2. 暴力対策マニュアルと方針の策定

　当院では，2010年度から暴力対策マニュアルが施行されました．それまでは明文化されたマニュアルがなく，病院としての統一した対応方針もなかったので，暴力発生時には部門ごとに対応していました．しかし，増加傾向にある院内暴力に病院組織として対応することが求められてきたため，2009年に暴力対策マニュアルプロジェクトチームが各部門から編成され，1年間かけて検討しました．マニュアル作成の参考にするため，開院以来，初めて院内暴力に関するアンケートを職員を対象に行いました．このアンケート回答で気になったのが，看護師からのものでした．患者と最も近く，長く接する関係にある看護師は，患者から殴られたり蹴られてもそれが病気が原因でのこととなると「仕方がないことだ」，「我慢しなければならない」と考えていました．看護師の職業倫理観や使命感に深く関係していることと考えられ，患者の状態を推し量ってのことになるようです．

　しかし，故意に殴るのだけが暴力で，病気が原因で殴るのは暴力ではないので我慢しろとなったら，職員は安全に業務をすることはできません．原因

が何であるかは，行為に対しての責任問題の点で関係してくるのであって，受ける行為そのものは原因を問わず，「暴力」なのです．

マニュアル制定を機に当院ではこれまでなかった院内暴力に対する方針を次のように定めました．

> 当院は，次の方針を基に職員の安全管理に取り組みます
> 1. 安心で安全な医療機関を目指します
> 2. いかなる暴力（暴言や暴行）も許しません
> 3. 暴力から職員を守ります

当院の暴力対策マニュアルでの暴力とは「暴言」と「暴行」があり，「暴言」の定義は，傷つけることを意図とした乱暴な言葉や脅迫です．「暴行」は，殴る，蹴るなど身体への傷害を生じさせることや物を投げるなどの器物損壊となっています．原因が何であれ，行為そのものが暴力ならば暴力なのです．

暴力発生時の対応手順について，暴力対策マニュアルから抜粋して表2-13で紹介します．

表 2-13 暴力発生時の対応手順

A 暴力の危険を感じた場合の対応	
1. 情報の共有	患者からの暴力に関する情報を関係者で共有する（看護師長，主治医，上司等への報告，申し送り，表示，その他）．
2. 2人以上で対応する	1対1で対応しない（職員2人以上で対応する） 部屋のドア，カーテンなどを開けておく．
3. 応援者への連絡	平日：8時30分〜17時30分　総務課（内線番号××××），庶務課（××××）または渉外管理課（××××） 夜間：警備（××××） 近くで待機してもらう．
4. 逃げ道の確保	必要以上に患者に近づかない，逃げ道を確保しておく．まさに暴力を受けそうになったときは，とにかく逃げる．
5. 所属長への報告	上司，所属長に報告し，対応を協議する．

B 実際の暴力に対する対応		
1. 平日の日勤帯における対応 （8：30〜17：00） （病院全体）	1）非常通報装置の発報連絡 【110番】	激しい暴力が発生した場合，非常通報装置により警察に通報する．病棟またはその他の部署で暴力が発生した場合は，救急受付（××××）または会計窓口（××××）に発報を依頼する．「○○部署ですが，暴力が発生しました．警察への連絡をお願いします」
	2）連絡手順	前述の非常通報が必要な場合でも，被災者はただちに所属長に報告する． ①所属長は患者安全対策室（××××）に連絡する． ②患者安全対策室は関係者（被災者，所属長，主治医，ゼネラルリスクマネージャー，渉外管理課）を召集する． ③対応を協議し，必要に応じ，病院長に報告する．
	3）被災状況報告書	被災者は，治療を受けた後に「安全な医療のためのデータシート」の作成と所属長に報告する．
2. 夜間（17：00〜8：30），休日における対応 （救急外来および病棟）	1）非常通報装置の発報連絡 【110番】	激しい暴力が発生した場合，非常通報装置により警察に通報する．病棟またはその他の部署で暴力が発生した場合は，救急受付（××××）に発報を依頼する．「○○部署ですが，暴力が発生しました．警察への連絡をお願いします」

（次頁につづく）

表 2-13 暴力発生時の対応手順（つづき）

2. 夜間（17：00～8：30），休日における対応（救急外来および病棟）	2）連絡手順	前述の非常通報が必要な場合でも，看護部所属の被災者はただちに当直師長に報告する．当直師長は状況を把握し，病棟当直医師（リーダー）に連絡．それ以外の被災者は，直接病棟当直医師（リーダー）に連絡する．
	3）病棟当直医師	病棟当直医師は，関係者（被災者，当直師長，事務当直など）を召集し，対応を協議し，必要に応じて，ゼネラルリスクマネージャーに連絡する．
	4）被災状況報告書	被災者は，治療を受けた後に「安全な医療のためのデータシート」の作成と所属長に報告する．
3. 傷害に対する治療	1）救急外来での診療	傷害に対する治療は原則として救急外来で行い，救急担当医が診療する．
	2）被災者のカルテ作成	被災者自身のカルテを必ず作成する．診察医は，場所，時刻，加害者，状況，傷害の状態などを具体的にカルテに記載する．
	3）診療費	後日，医事外来課長または医事入院課長が協議する．（労災扱い，加害者負担，自己負担など）
	4）被災者に対するケアおよび治療	所属長は被災者の健康状態について把握し，所管部長と次の事項について相談し対応する．①被災者へのケア・治療（外傷の治療だけでなく，カウンセリングなどの精神的な支援や治療も含む），②被災者の家族への対応，③被災者の業務への配慮，④その他など．
4. カルテ記載と家族への説明		医師および看護師は，患者（加害者）のカルテにも必ず事実を記載する．患者が加害者の場合は，家族に事実を説明する．説明者を誰にするかは，患者安全対策室と関係者で協議する．休日・夜間の場合は，外来患者－リーダーと当直師長，事務当直で協議する．入院患者－主治医とリーダー，当直師長とで協議する．

B 事例紹介

事例 1

　深夜，泥酔し路上に倒れていた患者が救急搬送されてきました．救急処置室で危険行動なく患者はストレッチャーに横になっていました．看護師が採血・点滴施行時，突然，傍にいた看護師の顔面を拳で殴りました．救急隊員・医師・看護師で安全確保のため患者を押えますが，押えきれず，起き上がり，靴もはかずにストレッチャーからおり，ストレッチャーや体につけていたモニターの器械をなぎ倒しました．その際，制止しようとした救急隊員を突き飛ばし，患者はふらつきながら救急処置室から他の患者のいる救急外来内に移動します．

　この時点で看護師は救急外来にある警察直結の緊急通報ボタンを押しました．そして看護師は救急外来内にいる他の患者達を安全な場所へと誘導します．このあと患者は心臓エコー装置を床に叩きつけ破壊しました．患者は酩酊状態のため，突然床に寝る，突然起きだすという行動を繰り返します．患者の状態，器械破損の現状を残すために救急医が写真を撮りました（図2-12）．

　警察官が到着し声をかけましたが，また暴れ始めたので取り押さえられました．警察から患者を保護するにあたり，医学的安全性の保証を求められましたが，判断のための診察ができない状態でした．警察に引き取ってもらうために，再度診察をするにあたり，職員の安全の保証を警察に依頼しましたが，確実ではないと言われました．経過を考えると診察時に再度暴力行為のおそれがあるため，安全性が保証されなければ病院としても診察できないと伝えました．結局，患者は診察を受けずに警察に保護されました．

　受傷した看護師には治療2週間，やはり顔面を殴られた救急隊員には1週間の診断が出ました．

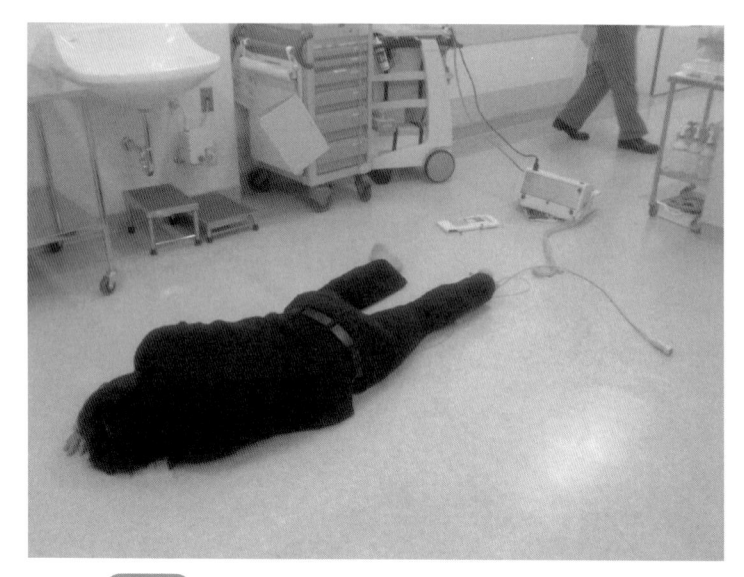

80　2章　患者（家族を含む）から職員への暴力

図 2-12 患者が器物破損をした証拠保全のための写真

飲酒による酩酊状態の患者が起こした職員に対する暴力と器物破損．暴力発生時，証拠保全のために，写真の連写やビデオの撮影を行う場合がある．

事例1の検討

1．危険予知

看護師は患者にモニター，血圧計を装着し，ルート確保のために血管を探していて頭側に立っていたところを殴られました．業務を進めるうえで暴力を回避するのは難しかったと思います．

2．警察への要請

暴力行為をするおそれのある患者を診察する場合，警察に安全の保証を要請することは当然のことと思います．行為が行われてからでないと対応しないというのでは，職員は安心して診療が行えません．強く警察に職員の安全確保を要請することが必要です．

事例 2

　糖尿病が悪化して，夜間救急外来に来た患者がいました．検査などを実施し，1週間程度の予定で入院しました．この患者は以前，交通事故で救急外来を受診した時に，診療内容に不満をもち，執拗にクレームを言って，医師，看護師，事務職員が長時間にわたり対応したことがあり，外来カルテにはリスクシールが貼ってありました．今回，救急外来受診中は何事もなく終わり，病棟に入りました．4人部屋に入ったのですが，同室の患者のいびきがうるさくて眠れないと騒ぎ出しました．この患者は大柄でいかつい風貌のため，同室患者が恐怖を感じてしまいました．実はこの患者には精神疾患があって，本人もカッとなると自分を抑えられないと言っていました．何とか個室を確保して移ってもらいました．

　入院中，検査のために看護師が付き添って歩いていた時に，突然，病棟の通路に置いてある消火器を頭上に振り上げ床に叩きつけようとしたため，看護師が必死で制止しました．そのあと，通路を歩きながら置いてある消火器を次々に振り上げ，看護師たちを威嚇しました．当院では消火器は投げられませんでしたが，聞くところによるとこの患者は他の病院では入院中に実際に消火器を投げたそうです．

　退院日にもひと騒ぎありました．迎えに来た両親が，迷惑をかけたと入院時に同室だった他の患者に謝罪したところ，「なぜ謝るのか，余計なことをするな」と母親を殴ろうとしたので，母親が逃げたところ病棟内を追いかけ回しました．病棟師長が盾になって母親をかばいようやく収まりました．

事例2の検討

1. 危険回避

　過去に暴力や悪質クレームのあった患者が入院する場合，同室患者とのトラブルを予防するため，個室に入れるほうがよい場合があります．この場合，病院側が強く個室を勧めると新たなトラブルが発生するおそれもありま

すので，個室が空いていれば，そのことだけを伝え，最終的に患者に選択させる方法がよいと思います．

この事例では，患者が入院中，病棟の消火器はすべてナースセンターに移して管理しました．凶器に変わるようなものは職員が管理できる状態におくのがよいと思います．

2. 対応の検証

家族間のトラブルに病院側が介入するべきかは意見の分かれるところかもしれません．この事例では，病棟師長が母親を息子の暴力から守りました．暴力は患者・家族間のものであっても院内で発生すれば，他の患者や職員に被害が及ぶ場合もあります．家族間のトラブルであるからと傍観せずに安全性の高い方法を使って介入すべきだと思います．院内で発生するいかなる暴力も許さないという姿勢が必要です．

〈山口敏彦〉

5 川崎市立多摩病院の取り組み
―看護部長の立場から―

はじめに

　近年，医療機関における暴言・暴力が問題として取り上げられる機会は増える傾向にあり，その対策を講ずる必要性も高まってきています．その暴言・暴力発生の要因として，厳しい社会情勢もさることながら，医療情報の氾濫，医療従事者と患者関係の変化，医療費の患者負担増加，医療の高度化や入院日数の短縮，患者と家族からの過度な期待やサービスの要求などが考えられます．また，日常のなかから生じる医療従事者とのコミュニケーションの不足が，医療不信や暴言・暴力に発展することもあります．本稿では筆者が勤務する病院（以下，当院）の暴言・暴力対策について紹介します．

A　暴言・暴力に対する当院の取り組みの経緯

　当院では暴言・暴力については医療安全管理対策室が担当しています．利用者からの苦情やクレームには様々なものがあり，業務改善や患者満足度の

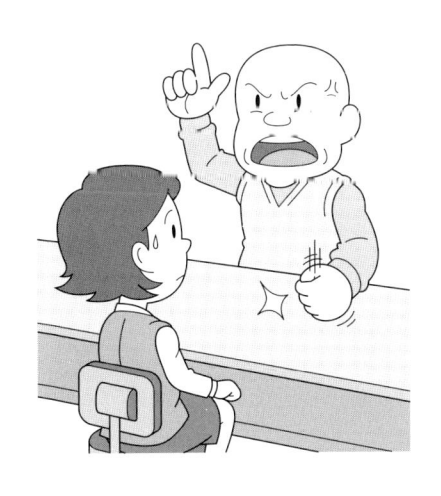

向上に役立つものもありました．普通のクレームとの線引きは難しいのですが，いわゆる「悪質なクレーム」や「言いがかり」というものもありました．その種のケースについては，総務課課長と課長補佐が担当し，内容によっては事務部長も対応しています．

　病院におけるサービスは診療レベルが高いことが前提となるのは言うまでもないことですが，医療全体の質を高め患者と職員の双方が満足できる環境をつくっていくために委託職員を含め全職員の接遇教育を毎年実施しています．また，利用者や職員からも意見を聴き，医療サービスの質向上や健やかな環境を創るために「皆さまの声」の箱を各フロアーに設置し，少しでも対応可能な事項については「皆さまの声，処理フロー」に基づいて迅速に対応しています．

　個人を特定した苦情に関しては職場の責任者へ戻し，事実確認と本人への個別指導を依頼しています．

　職員が安心して働くことができる環境を整備することは，労働契約法第5条の中でも「…安全を確保しつつ労働することができるよう，必要な配慮をする」とうたわれており，その働く人を守る体制が患者の安全を守ることにほかなりません．また，暴言・暴力に対する病院としての姿勢がモチベーションの向上や職場の活性化，ひいては職員が安心感をもって働ける健やかな風土の醸成につながります．

　被害は存在していても，そのことは恥であるととらえ，うやむやにするなど課題に向き合うことをしない医療機関もあるように聞いています．また，「うちの病院は，被害にあった職員はいない」と思い込んでいる，あるいは職員が被る暴力それ自体を把握していない管理者も存在しているようにも思います．事例が発生した時に誰も守ってもらえなかったと感じた時の焦燥感は，管理者への不満，隠蔽，不信感となって大切な人材を失うことにもなりかねません．この日常遭遇しやすい事柄への対処や管理者の姿勢は職場風土に大いに影響を及ぼしますので，一部門が抱える課題ではなく組織的に取り組み，体制を整備しその取り組みを可視化するなど機会をのがさず伝えていくことも安全文化が根づく要因となります．

職員への安全配慮についての決まりごとは存在していても患者へのアピールや職員への周知が困難であることもありますが，開院して間もない頃から

表 2-14　暴言・暴力対策

啓発活動	☐ 患者の権利と責務の院内掲示 ☐ 暴力は許さないという方針のポスターを院内掲示 ☐ 「入院のしおり」に患者の権利と責務の内容を掲載 ☐ 暴言・暴力に関する職員研修 ☐ 接遇研修 ☐ 暴言・暴力のアンケート調査と結果の公開 ☐ 保安体制のアピール
環境整備	☐ 待合室の環境整備（快適な座席　騒音の軽減　快適な室温　臭気の除去　適切な照明） ☐ 待ち時間の工夫（熱帯魚の水槽　移動図書　テレビ　折り紙教室） ☐ 防犯カメラの設置（駐車場　出入り口　母性病棟　小児病棟他　救急災害医療センター　救急外来） ☐ 訪問者と不審者の区別（面会バッチ　面会表　入館バッチ　声をかける） ☐ 夜間・休日の出入り口1本化
システム	☐ 暴言・暴力の被害や取り組みについて話し合う委員会の設置 ☐ 暴言・暴力防止マニュアルの作成と周知 ☐ 休日・夜間の責任者の配置 ☐ 緊急時通報システムの確立 ☐ クレーム担当の部署の周知 ☐ 迷惑行為や好ましくない出来事の報告システムの確立 ☐ 不審者発見時の連絡ルートの明確化 ☐ 緊急連絡ルートの周知 ☐ メンタルサポートシステムの構築（相談室：ジャスミンルーム）
対　応	☐ 顧問弁護士との連携 ☐ 所轄の警察との連携 ☐ 警察OBの雇用 ☐ 師長会議などで情報の共有化をする．（プライバシー保護に留意） ☐ 職場の安全衛生に係る巡視（安全衛生委員会による職場巡視） ☐ 警備員の昼・夜の定期的な巡回 ☐ リラクゼーション研修の実施（安全衛生委員会による企画）

安全衛生委員会と医療安全管理対策室が中心となって組織的に取り組んできました．その暴言・暴力対策を「啓発活動」，「環境整備」，「システム」，「対応」に分類して表 2-14 で紹介します．

1. 安全衛生委員会で暴言・暴力の実態調査

　労働安全衛生法の第 1 条「労働災害の防止のための危害防止基準の確立，責任体制の明確化及び自主的活動の促進の措置を講ずる等その防止に関する総合的な対策を推進することにより職場における労働者の安全と健康を確保するとともに，快適な職場環境の形成を促進すること」が明記され，職員に対して安全な環境で就業することができるよう配慮しなければならないということから，月に 1 回安全衛生委員会の開催と職場巡視による労働環境の点検を行っています．

　安全衛生委員会の活動として，2007 年には全職員対象として院内の暴言・暴力に関する実態調査を実施しました．その結果職員の 59％が暴力行為を受けた経験をしていました．その相手は患者からが 73％で一番多く，続いて患者の家族からは 20％となっていました．暴力の内容としては「大声でどなられた」，「たたかれた」，「つねられた」，「引っ掻かれた」の順に高くなっており，その被害を受けた大半が看護師でした．看護師の暴言・暴力の捉えかたとして，「患者だから仕方がない」，「病態的に仕方がない」，「医療従事者なので仕方がない」という意見が大半であり，自分の対応が悪いと思っている看護師もいました．アンケート調査の結果を病院幹部の会議にあげ，暴力に対するポスター掲示の承認を得ると同時に結果を職員食堂へ掲示し，師長会議でも報告しました．

　職員のなかで看護師が最も暴言・暴力に遭遇する機会が多いことが明らかになり，業務上の危険への対策と患者であっても暴力は暴力と捉えられるような普及活動をしていく必要性を感じました．そこで，安全衛生委員会の委員でもある医療安全管理対策室専従の師長が中心となって，暴力に対する認識を深めることや，現状把握と対策を講じるために「暴言・暴力・迷惑行為に関する報告書 (図 2-13)」を作成し啓発活動を行っています．

5 川崎市立多摩病院の取り組み─看護部長の立場から─

院　長	副院長	副院長	副院長	事務部長	総務課長	医安室長	部署責任者

平成　　年　　月　　日

暴言・暴力・迷惑行為に関する報告書

フリガナ		年令		所属	
氏　名		才		職種	

1．受けた行為について☑を入れ、具体的にお聞かせ下さい。

□ 暴言	□ 身体的暴力	□ セクハラ行為	□ 他迷惑行為

発生日時　　　年　　月　　日　　AM・PM　　　時　　分

発生状況

その後の精神的身体的状態

受診（有・無）

2．要因について☑を入れ、お聞かせ下さい。

□ 特になし	□ 職員の態度　対応・連携に関連
□ 疾患の影響（認知症含む）	□ 診察・治療経過に関連
□ 待ち時間に関連	□ 医療事故との関連
□ その他	

川崎市立多摩病院

図2-13 暴言・暴力・迷惑行為に関する報告書

B 患者・家族からの暴言・暴力に対する取り組みの実際
～予防，直後の対応，再発防止策～

1. 病院の方針を明確にして病院全体で取り組む

　病院の姿勢として患者の権利と責務のなかに「患者さまは，みなさま相互のより良い診療環境に配慮する責務があります」と明記しています．その患者の権利と責務は，病院の理念と対になっており院内100ヵ所に掲示されています．そのことにより，迷惑行為などで他の患者への影響や診療行為が

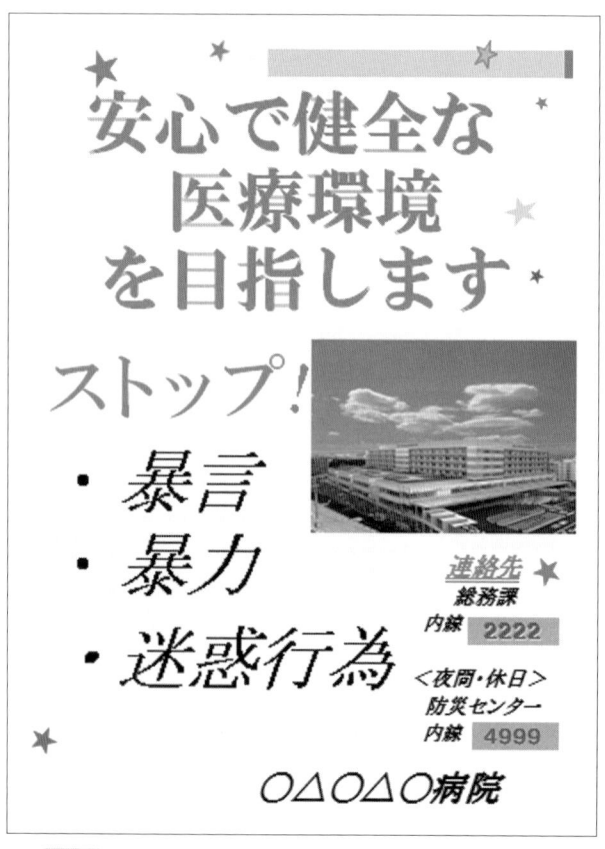

図2-14 ストップ！　暴言・暴力・迷惑行為ポスター

滞る場合は毅然とした対応をしていくことを周知していることになります．また，暴力は許さないという方針のポスター（図2-14）を院内に掲示し，「入院のしおり」には患者の権利と責務の内容を掲載しました．これらは，患者だけではなく職員の行動規範ともなっています．ただし暴力ストップのポスターを掲示した前後の変化は顕著なものはありませんが，掲示当初は「あれがあるのと，ないのとでは気持ちが違う」，「うちの部署にも下さい」などの反響があり，組織の文化として暴力は許さないということが周知されていくプロセスだと考えています．

2. 暴言・暴力を受けた職員に対して

　暴言・暴力に遭ったときに体験したことをどのように受けとめているかを尋ね，そのことがわかるという姿勢で接することが重要ですが，その職員に関わる機会を後回しにし，他の日常業務を優先した場合，職員は自分を守ってくれる人がいないと感じ，管理者への不信感をもたれてしまうこともあります．

　また個人の問題として対応されることが恒常的に行われている場合の予想される状況として，報告や相談も滞りその結果，報告しない，感じないように自己防衛するなど風通しの悪い職場風土が醸成されることになりかねません．多忙な現場で，時間と空間を保証してその辛い体験を聴くゆとりを見出せないこともあるかもしれませんが，勤務終了した時点で同僚や先輩と勤務中の出来事を話し合って帰宅する習慣も有効であると考えています．

　面接時の言葉かけとして，「なぜ」，「どうして」という言葉は問い詰められた感じになるので，「つらかったね」，「怖かったでしょう」など，ねぎらいの言葉をかけ，話を聴くことを心がけることにしています．また，被害に遭った後のフォロー体制として，院内・外のメンタルサポートシステムの活用や上司の面接を進めていますが，被害に遭った直後だけではなく，しばらくしてから声をかけるなどの配慮も勧めています．

C 各種マニュアル作成の整備と活用

マニュアルは患者と家族を守るためのものであると同時に，医療従事者が安心して医療活動ができる職場環境を構築するためのものであることを念頭において，できるところから職員を巻き込んで地道に作成し啓発活動をしていくことをお勧めします．何でも相談でき，安心して働ける職場という信頼感を個々の職員がもてるようになると，組織が活性化され人を引きつける病院になることは間違いないと思います．

当院における種々のマニュアルのダイジェスト版として常勤職員，委託職員や非常勤職員が勤務中は常時携帯している咄嗟の時に役立つ優れものに「職員ポケットマニュアル」があります．その中にハラスメント啓発カード「ひとりでなやまないで…」などもはさみ込まれています．

■文献

1) 相澤好治 監修，和田耕治 編集. In: ストップ！ 病医院の暴言・暴力対策ハンドブック. 東京：メジカルビュー社；2008.
2) 日本看護協会. In: 保健福祉医療施設における暴力対策指針. 東京：日本看護協会出版会；2006.
3) 鈴木啓子，吉浜文洋. In: 暴力事故防止ケア. 東京：精神看護出版；2005.
4) 宮脇美保子. In: 看護倫理. 東京：中央法規；2008.
5) 「職員ポケットマニュアル」. 川崎市立多摩病院 指定管理者聖マリアンナ医科大学；2008.

〈鈴木まち子〉

患者（家族を含む）から職員への暴力　まとめ

　過去1年間に患者やその家族による暴力を受けた職員は52.1％であるという報告があります．発生件数のうち，警察への届け出は5.8％，弁護士への相談は2.1％にすぎません．

　患者や家族から最も受ける暴力の種類は，いずれも精神的暴力です．しかし患者から受ける身体的暴力も決して少なくはありません．

　暴力行為は犯罪です．暴力行為者が患者であろうとなかろうと，暴力を受けた事実は変わりません．

　対策においては，職員の安全を守る対策を積極的に講じることで，暴力を未然に防ぐことに寄与します．また医療機関で取り組んでうまくいった成功事例や良好対策を共有し，そこからヒントを得ることも一つです．

▶ 職員研修を受け，患者暴力が発生した時には適切に対応しましょう．

▶ 医療機関と警察が日頃から連携し，必要時に通報できる体制をつくっておきましょう．

患者（家族を含む）から職員への暴力対策のチェック項目

- □ 暴力を防止する方針が明確に示されている．
- □ 報告体制が整備されている．
- □ 暴力防止のためのポスターを掲示している．
- □ 患者や家族に対して，病院案内・診療案内・入院案内・入院誓約書・ホームページで暴力行為を認めた場合の措置を説明している．
- □ 暴力行為者の事前情報がわかるようにカルテにマーキングし，情報を共有し統一した対応がとれる．
- □ 警察OBまたは警備員が定期的に巡回している．
- □ 防犯ベルを携帯し，必要時すぐに対応できるように準備している．
- □ 暴力発生時には緊急コードが発令され，決められた職員が対応するようになっている．
- □ 対応マニュアルの内容が周知・徹底され，定期的に見直しがされている．
- □ 定期的に暴力を回避するための職員教育を行っている．
- □ 被害者用の相談窓口が設置されている．
- □ 防犯カメラ，ICレコーダーなど，証拠を保存する．

〈三木明子〉

3章 患者から患者への暴力

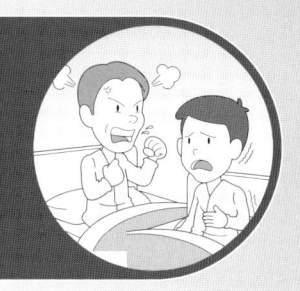

■ 現状と対策

はじめに

　患者から他の患者への暴力は，小さな事例は以前よりありました．代表的な事例としては「いびき」や「物音」など音に関連するものや，におい，そして携帯電話の使用などマナーに関連したものでした．近年はまれではありますが，患者間のトラブルから院内で殺人未遂事件や殺人事件になるような事例も発生しています．

　たとえば，結核病棟で「咳がうるさい」と注意したことから口論になってナイフで切りつけたような事例があります．また，ある医療機関ではちょっとしたトラブルからある患者が他の患者の首のあたりを杖で突いたのですが，直後にはけががなかったので警察の介入を求めませんでした．しかし，その後被害を受けた患者が症状を訴えたことで，副院長と看護部長が患者家族も交えて数時間にわたって対応を求められたということがありました．後になって警察に相談をしたそうですが，「すでに遅い」ということで対応いただけなかったそうです．こうしたことは，まれなように思われるかもしれませんが，本来の業務である医療の提供に支障をきたすことにもなりますので対策が必要です．

　実際の扱いはなかなか容易ではありません．暴言では仲裁に入りますが，暴力になった場合には「警察に！」と思いますが，第三者である医療機関の職員にとってはお互い患者であるがゆえに躊躇するのも事実です．しかし，「患者にとって安全で安心できる医療環境を作る」ことを目指すために必要な手段はとりましょう．

　本章では，まず総論として医療機関での対応の基本を紹介します．尾髙氏

には一般医療機関での患者の暴力対応の具体例を，日下氏には精神障害が関連した患者同士の暴力への対応について紹介いただきました．また，警察署長の OB である谷山氏には，患者同士の暴力の警察への相談のタイミングや病院の管理権，盗難などについて紹介いただきました．

A 患者同士の暴言や暴力の発生状況

患者同士の暴言や暴力の発生状況については，あまり調査はありませんが，筆者らによる東京都での 700 人程度の調査結果を紹介します．医療機関において患者同士の暴言をこの半年以内に一度以上経験または報告があった看護職は 34％，事務職は 26％，暴力では，看護職は 14％，事務職は 10％でした．このようなデータから実は医療機関において実際には珍しくないようです．具体的な事例を表 3-1 に紹介します．

表 3-1 患者同士の暴言・暴力の例

1. 暴言
    - 入院態度の良くない患者に対して（ベッド周囲の乱雑さ，カーテンの取り扱いなど）不満をぶつけていた
    - 携帯を院内でしようした患者に注意したところ「何だ，何か文句あるのか」と逆上した
2. 暴力
    - いびきのうるさい同室者のベッドを夜中にけった患者がいた
    - 患者同士がお互いの日常行動の違い（洗面所で洗濯をした）からけんかになった

B 対策のあり方

1. 医療機関としての方針を示す

患者同士の暴力は，患者から職員への暴力対策と同様に，「医療機関での暴言・暴力は一切許さない」という方針を掲示やポスターなどできちんと示しておくことが重要です．また，院長などの経営責任者も患者同士の暴力の事例に関心をもち，事例によっては経営にも影響を与える可能性があることを踏まえ，ある程度の事象を想定した準備をすることが求められます．

医療機関を受診または入院する人は，病気を患いあるいはケガをしている弱者であることから「患者からの多少の暴言・暴力は容認する」，「患者の暴言・暴力は医療に付随する一部である」，あるいは「患者間のトラブルを上司に報告する者は，能力のない者とみなされる職場環境」があれば，この体質を根絶しなければなりません．

2. 小さなトラブルに迅速に対応する

小さなことでもトラブルがあった際には状況を把握し，大きなトラブルを避けるための対応を行います．これまで患者同士のトラブルの経験がない場合でもこうしたことが起こりうることを想定し，患者から報告を受けた場合には公平に状況を聴取し，記録をします．また，それに対して具体的な対応を行わなければ大きなトラブルが起きた際には病院の責任も問われる可能性があります．事例は病棟や主治医にも報告をし，情報の共有化をはかります．普段から患者同士のトラブルを早い段階から察知するよう努力しましょう．

患者同士のトラブルの原因となる「いびき」，「咳」，「テレビの音」，「話し声」，「足音」などのいわゆる生活騒音については，患者の目線で苦情を聞き，解決の糸口をみつけ，時として不仲の患者の仲を取り持ち，仲直りをさ

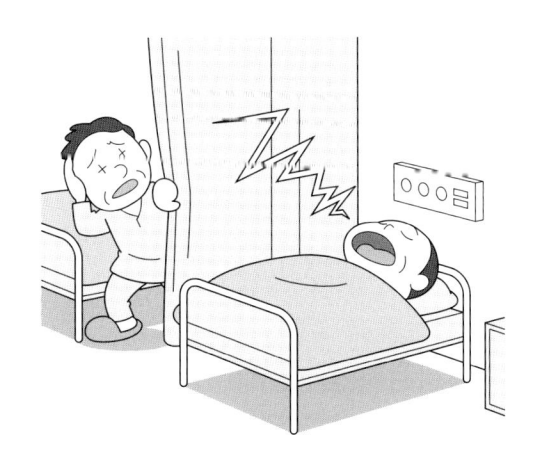

せるなど施設の管理者として積極的な介入も必要です．ただし，理不尽な要求には「駄目なものは駄目」と毅然と院内ルールを厳守させることも重要です．

3. 凶器になりそうなものを管理する

院内には凶器になるものがいろいろとあります．病棟では，果物ナイフを持ち込んでいたり，はさみも薬の入れ物を切ったりすることから身近に存在します．また，点滴台や杖なども凶器となる可能性があります．暴力の可能性を察知した場合にはそうした物品を管理することも，職員に対する暴力の予防の観点からも必要です．

4. トラブル発生の際の対応を決める

患者同士のトラブルでは，初期対応が非常に重要です．初期対応を誤ることによって，さらなる暴力の被害や，医療機関の経営責任者の長期的な関わりが必要となることがあります．

患者同士の身体的暴力があった際には，警察をすぐに呼ぶような取り組みがある医療機関は実際には少数です．しかし，暴力に関しては，医療従事者に対する暴力と同様に，「暴力をふるった段階で加害者である」と，ある程度ドライに対応することも必要です．警察への連絡は現場からできるのか，総務などで行うかを決めなければなりません．あとで院長などに「なんで警察を呼んだんだ」と責められないようにルールを決めましょう．

暴言は，密室でのことが多いため，証拠がないことも多いです．患者から暴言を浴びせられたなどの報告があった場合には，直ちに病棟の管理者や院内の担当者に報告をし，双方から話を聞くなどして，十分に事実関係を確認したうえで，必要に応じて加害者に注意をします．

5. 長期的な対策として「個室」化を検討する

入院患者の病棟は米国医師会雑誌でも取り上げられているように今後建設する場合は個室にすることが望ましいでしょう[1]．これは感染対策として

も，プライバシーを守る意味でも重要です．コストは今以上にかかる可能性はありますが，長期的には個室を目指す方針を医療従事者から認識を高めていく必要があります．また当然ながら大部屋の利点としてお互いに患者同士が支え合うという側面もありますから希望する患者が集えるような場所の確保も必要になるでしょう．

■文献

1) Detsky ME, Etchells E. Single-patient rooms for safe patient-centered hospitals. JAMA. 2008; 300: 954-6.

〈和田耕治〉

1 事前の対策で患者間トラブルを予防する

はじめに

　患者間のトラブルは医療従事者を対象としたトラブルよりも発生件数は少ないのですが，筆者が当院看護スタッフを対象に行った調査では全体の2割弱（これまでのキャリアにおいて）が経験をしていました．また，和田ら[1]の調査結果によると患者同士のトラブルを看護師や事務職が半年以内に約3割が暴言を，約1割が暴力を経験していたと報告がされています．さらに，その他に医療従事者が認識していない事例が潜在化している可能性があります．

　患者間トラブルの原因としてあげられるいびきや室温などの病床環境で生じる問題は，経験ある看護師が事前にその問題を察知し，それが表面化する前に何らかの対応をすることで解決していることも多くあると思われます．患者間トラブルの背景には，病気を抱えた患者にとって病院という環境（ハードおよびソフト環境を含め）が過度のストレスを与えていることがあると考えられます．普段は，患者自身が自分の安心スペースを確保することも可能でしょうが，病院内では限られたスペースしかありません．そして，各患者に行われる検査，処置，手術などに患者は生命的危機も感じるでしょう．病院という環境自体が患者に我慢を要求している場所であるにもかかわらず，その我慢から解放されるためのストレス解消法もない環境に患者は滞在せざるを得ないという事実を，私たち医療者は理解しておく必要があるでしょう．

　本稿では，患者間トラブル（暴言や暴力）が起こる背景やその予防，その対応，そして，事後の処理方法について，事例を交えながら検討してみたいと思います．

A 暴言や暴力に至る背景と事例

1. 病院の設備事情を背景とするもの

事例 1 ……▶ 外来…待合室のスペース

a. 待合の長椅子で患者が背伸びをした瞬間，後ろの人の頭を手で叩くような状況になり，反対に叩かれた．
b. 隣に座っている人の肘が当たったが詫びの言葉がなかったと，ロビー中に響く声で怒鳴り始め大騒ぎになった．
c. 子供が待合室で泣き叫ぶため「うるさい」と飛びかからん様子で怒鳴った．

事例 2 ……▶ 病棟…相部屋か個室か，ベッドの位置，空調設備

a. 窓側ベッドは，夏は日が当たるために暑くなり冷房を強にするが，中央ベッドの下から冷気が入るために寒くなる．そのため，エアコンのスイッチの切り替えが頻繁に行われ口論になった．
b. 同室者の花の匂いに我慢できず，花を捨ててしまった患者．
c. 夜間のいびきがうるさいとして，その患者の顔に枕を押しつけた．
d. 面会者との話し声がうるさいとして，テレビのボリュームを上げ同室者同士で揉めた．
e. 病床排泄者の尿の臭いに対抗して，病室で放尿した患者．

2. 患者の状況認知（ニーズを含め）の差異を背景とするもの

初診か否か，病状の重症感，順番待ち情報の提供の有無，携帯使用許可場所の明確な表示の有無，認知の障害の有無．

事例3

a. 診察に呼ばれた際に，自分よりも後に来た患者が，呼ばれた患者の体に体当たりをするようにして先に診察室に入ろうとした．
b. 具合が悪く待合の長椅子を独り占めにして横になっていたために蹴られた．
c. 携帯電話禁止区域で携帯を使っていた．注意してもやめなかったとしてその患者のケガをしている足を蹴った．
d. 若者と高齢者の生活パターン，不妊症外来併設の産科などでの患者間でのニーズや思いの違いを背景にしたいざこざ．

上述のような事例は程度の違いはあれ日々のなかで発生し，私たち医療者は気づかないまま終わっていることも多いかもしれません．しかし，このようないさかいの果てに何らかの事件に発展していることも事実です．

B 予防策

1. 設備・表示について検討し工夫を加える

例えば）
- 事例1のa．b．の解決のために外来待合椅子の接触度合いの検討（椅子の間隔を空ける）
- 事例1のc．の解決のために子供と成人の待合を分ける．また，小児科受診と並行で受付をしている旨を掲示し，状況を理解いただく工夫をする．
- 空調口の風向きの調整（フィルムをつけ直接風が当たらない工夫）

2. 五感を働かせた状況把握と看護判断と対応

例えば）
- 患者の表情から推察する：苦痛・不満の度合い，緊張度（総合案内に熟練の看護師を配置，看護師が初診問診票を渡す際に確認するなど）
- 室温の確認（通常室温を明示，調整は看護師が行うことを表明しておく）
- 生花や排泄物などの臭気対応にも心がけ，事前に対応できるようにする．
- いびきに関しては，入院基本情報からその対応の必要性を把握．また，入院初日の夜間巡視時にいびきの度合いを確認し，対応の必要性について申し送る（個室使用可能であれば使用を促す．枕の高さの調節や側臥位で休むことを勧める）．

注意：

いびきをかくからと言って夜間のみ使用していない部屋に移動していただくことがあると思います．しかし，これによってその患者が同室者より村八分的存在になることもあります．また，同室者からの苦情として対応すると患者間の関係を悪くすることもあります．さらに，本人がいびきをかくことを認めていないとか，家族が認めていないということがあります．以下のような段階的いびき対応をお勧めします．

❶ いびきの事実を看護スタッフによって確認され，その事実を朝の検温時に「いびきかかれますね．大きないびきの時には肩をトントンとさせていただきます」と対応方法を伝える．また，枕および寝方の工夫を勧める．

❷ 同室者の睡眠に問題となると判断した時，そっと，「お休みになれましたか？」と同室者の熟眠も確認する．

❸ 入院が長期化し，同室者の睡眠に問題がある場合は，部屋移動の必要性を事前にプライマリーナースかリーダーナースより患者と

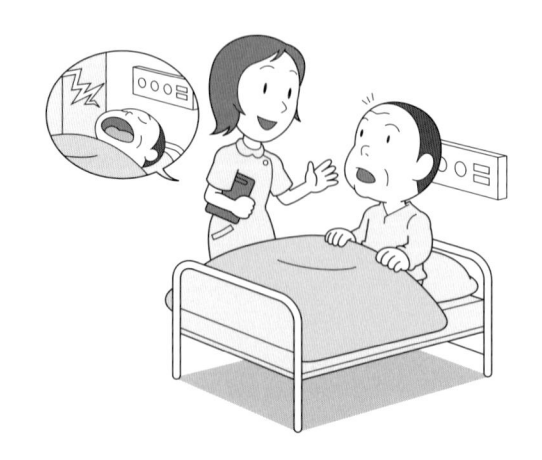

キーパーソン（家族が知らないために差別されたと勘違いされることがある）に伝え了解を得ておく．

3. **入院中の生活ルールをしっかり明示する**

　　例えば）・院内での暴力・暴言に対する病院の対応方法
　　　　　　・禁止持ち込み物を明確にする（刃物，多量の生花など）

4. **自分達が事前対処できる範囲を知っておく**
　　⇒患者同士のトラブルが発生した時の対応方法（次項参照）

C 患者間のトラブルが発生した時の対応方法

1. **患者同士で解決が可能な場合**
    1) 患者同士が日頃からの関係性がよく，ちょっとしたいざこざ（不法的なものが介在していない事象であること）の場合．
    2) 患者間で謝罪などができ，解決が可能．

2. **看護師が仲裁に入る場合**
    1) 病院の設備事情が背景にある場合⇒事前対応方法は B 項を参照さ

れたい.
　2) 看護師が仲裁に入ることで患者間の感情を鎮めることができる場合（看護師の条件として患者の感情の受け止めができ，患者の感情のガス抜き役ができること）

> 注意：
> ❶ 看護師は，お互いの言い分の聞き役になる．起こった事実のみを伝え，三者でその事実を確認する．また，それぞれの患者の思いを受け止めたことを言葉として返す．決して，看護師側の判断を言わない（傾聴の鉄則）．
> ❷ 看護師が不用意な仲裁に入ることで暴力の対象が看護師自身に向かってくることがあることを留意しておく．

3. **専門の担当者（保安員，夜間など人数の少ない時は事務当直や男性医師など）に通報が必要な場合**
　1) すでに暴力行為があったり暴力が静止できなかったりし，被害が出る可能性を判断した場合（危険物を所持しているなど）
　2) 犯罪的な要素のあるものは，すぐ警察へ通報（院内で約束事をつくっておくとよい）

D 事後対応

1. 被害者のケア
　1) 被害状況に対する対応
　　　基本的に，患者同士のトラブルは院内で起こったとはいえ，その患者間の問題として捉え，病院が責任を負う必要はありません．しかし，病状悪化の可能性もあり，主治医へ状況を報告し，状況により診察を受ける手配も必要になります．事例3のc.（100頁）では，蹴られた足は骨折で治療中だったため，被害患者の了解のうえ，担当医に受診しています．

2）心的外傷後ストレス障害（PTSD: Post Traumatic Stress Disorder）への対応

危害にあった患者は，その程度にもよりますが，PTSDの発症の可能性があります．

心療内科への受診など，アドバイスが必要な場合もあるでしょう．

2. 事後報告

入院中や通院中の患者であれば事後のフォローアップが必要になります．まずは主治医に伝え，また事例は再発防止の資料となりますので，インシデント・アクシデント報告同様，医療安全管理室へ情報提供がされることが望ましいと考えます．

おわりに

今回，本稿執筆に当たり，筆者の経験を振り返るとともに，何人かの看護師へ直接インタビューを行って情報を得ました．そのなかで印象に残ったことがあります．患者と患者の接点が見渡せる位置に病院職員がいる場合は，患者に対する不満は直接その患者にぶつけることは少なく，職員へ苦情として訴えてくることが多いということでした．そして，その時の対応が不十分であったりすると，患者へ向けられた感情がその職員へ向けられていき患者対職員の構図へと変わっていくということでした．

Anne Dickson[2]は「メンツを失うこと，ミスを犯すこと，無防備に見えること，途方にくれること，権威を失うこと，感情的に見えること，それらが私たちを攻撃へと駆り立てます．攻撃は恐怖から生まれるものであって，決して自信や自己信頼から生まれるものではありません．……攻撃されて無力感を感じている人が，自分が受けたような扱いを相手にし返そうとしたり，自分より"下"の位置にいる人に対して，溜まったうっぷんを発散させしたりします．」と人間の攻撃性を分析しています．そして，不安を隠そうとすると非言語的シグナルが防衛的姿勢として現れ，逆に相手に攻撃的な反応を引き起こしてしまうとも言っています．

本稿では取り上げていませんが，暴力事件のなかには，意図的に他者を攻撃し死傷させる事件も起こっています．まずは，自分自身の身を守ることが一番だと思います．そして，患者がストレス状態にあることを理解し，察知し，事前解決に結びつけることができることを願っています．

■文献

1) 和田耕治，他．東京都の医療機関における暴力の現状（その1）看護職と事務職が経験した患者による暴力と患者同士の暴力．安全医学．2010; 6 (2): 34-39.
2) Anne Dickson. In：アサーティブジャパン，監訳．それでも話し始めよう．第3刷．東京：クレイン；2006. p.055-6, 058.
3) 井部俊子，他．医療機関における安全管理体制の在り方に関する調査研究．http://www.kango-net.jp/project/13/ppt/h17_iryo.pdf,
4) 鈴木有香. In: コンフリクト・マネジメント入門．東京：自由国民社；2008.

〈尾髙貴美子〉

2 精神障害が関係する患者間暴力への対応

はじめに

精神障害が関係する患者間暴力は必ずしも精神疾患によるものとは限りません．しかし，精神科であろうと精神科以外であろうと精神障害をもつ者が入院などしていて暴力が発生すれば，それは精神疾患による暴力だという思い込みが生じるのが自然な成り行きです．

ここでは精神障害者が関与した暴力の際に，被害者および加害者に対してどのように対処すべきか，事例を通じて具体的に説明します．

事例1 ▶盗食して患者が殴られた場合

> 精神科の慢性期男性病棟．統合失調症のA氏は糖尿病であり，食事制限を受けているため常時空腹感がある．朝食時，自分の食事を食べ終わったところに，遅れて来て隣に座った統合失調症のB氏のパンを盗り，すぐにかぶりついたところ，B氏が「てめぇ，俺のパンを食いやがったな」と叫びながら，A氏の頭をたたき始めた．A氏はたたかれながらも食べることをやめなかった．看護師が気づいて2人を引き離した．

事例1の検討

盗食や自分の座席をとられたとして，暴言・暴力に至ることは精神科において珍しいことではありません．患者は自他の境界を上手に区別できず，我慢することができない場合も多く，対人関係・コミュニケーションがうまくとりにくいこともあり，暴言・暴力といった手段をとることになります．

この事例では，A氏の空腹感に対処しようと食事量を増やすことは糖尿病があるためできません．こういう場合は，A氏を他の患者から離して食事を

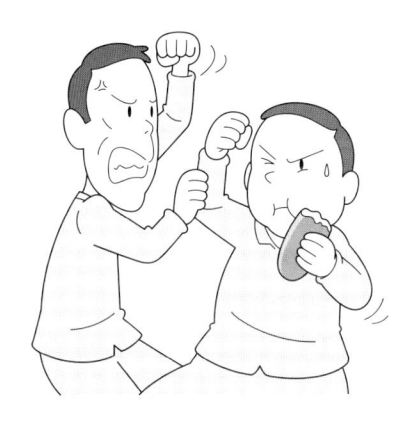

とらせることが第一の選択となります．当然，離しておいても，他の患者の側に行こうといった行動や残飯を探すといった行動をとることも予想すべきですので，残飯もすぐに廃棄できるようにし，A氏の食事中の観察を十分にする必要があります．

　また，こうした事態・事件が起きた場合の対処として，必要なことはA氏が傷害などを受けていた場合の対処とA氏への盗食についての注意と指導，B氏への暴力に関する注意と指導が最低限必要な行為です．さらに，原則として，警察および都道府県への通報，届出が必要となります．この事例の場合，B氏は精神症状によって暴行を加えたのではないため，B氏には責任能力があり，傷害（刑法204条）がなかった場合でも暴行（刑法208条）は成立していますので，原則として警察などに通報するのが妥当です．このような場合，実際には警察が事件として取り上げない場合がほとんどですが，警察の取り調べを患者自身が受けることで，暴行が悪いことであり，精神障害があった場合でも罪に問われることがあるということを理解することができ，患者自身にとって社会復帰のための良い学習の機会となります．実際の通報は病院の管理者である病院長あるいは事務長，看護部長など病院の管理者と相談のうえ，行われることになります．

　A氏を窃盗（刑法235条）で警察に通報すべきかと問われれば，厳密にいえば通報すべきでしょうが，実際に通報する例はありません．それこそ，

疾病や精神症状による行動やそれに準じる状態と考えられるためです．また，実際には，盗食を受けた患者の食事は新しい食事を再度配膳されることとなるため，補償されるので，実質的な被害者は病院側であり，そういう事態も予想していますので，窃盗自体は通報しないのが普通です．

事例 2 ▶幻聴により他の患者に暴力をふるった場合

　精神科急性期女性病棟．統合失調症のCさんは常時幻聴が聞こえ，「あっちへ行け」，「二度とくるな」といった独語を言っている．入院してきたばかりの双極性障害のDさんがCさんとすれ違うときに「あっちに行け」と言われたため，DさんがCさんの前を遮るように立った時，CさんはDさんを両手を伸ばして，突き倒した．Dさんは転倒して，後頭部を打った．Cさんはそのまま通り過ぎた．

事例 2 の検討

　Cさんの幻聴・独語はDさんに対して生じたものではありませんが，入院してきたばかりでよくわからないDさんにとってCさんの独語は自分に言われたものと思い，立ちふさがったようですが，目の前にいたDさんはCさんにとって幻聴の相手方と錯覚され，CさんはDさんを両手で突き飛ばした形になりました．Cさんが倒れているDさんの横をそのまま通り過ぎたのは，Cさんにとっては忌わしい幻聴の相手が倒れたに過ぎず，心配する必要もなかったということです．

　この場合，Cさんは症状によって暴力を行使したわけで，責任能力が問えない可能性が高いことは明らかです．Dさんが後頭部を打っているので，その傷害の有無によって判断しなければなりませんが，傷害もない場合は，職員がDさんに謝って，Cさんにははっきりと，相手が誰であろうと，突き飛ばすということは良くないということを伝えることが必要でしょう．もし，傷害が発生している場合は，その治療をするとともに，警察に通報し，

都道府県に連絡をする必要があります．Cさんが突き飛ばした状況に関する説明をして，CさんがDさんを幻聴の相手と思い込んでいた場合には，それは違うことをはっきり説明し，可能ならCさんからDさんに謝らせることができるとよいでしょう．もし，CさんがDさんを全く認識していないで，幻聴の相手を倒したと言っている場合は，Cさんの症状の受入れの状況・段階に応じて，Dさんのことを説明するとよいでしょう．

　職員の留意点としては入院・転棟により，新しい患者が来た場合は，Cさんのような患者について説明をし，注意を促す必要があります．あるいは看護師が十分観察を実施していなくてはなりません．

事例❸ ▶ 認知能力の低下により，他患者の部屋に入り傷害を負わせた場合

　Eさんが午後2時頃自分のベッドで臥床していると，Fさんが入ってきて，「俺のベッドに寝ていやがって，なんだ」と言った次の瞬間，外して横に置いてあったベッド柵を両手で持ち，Eさんを2,3回叩いた．Eさんの叫び声を聞いた看護師が駆けつけると，頭部から出血しているEさんを発見し，Eさんはすぐに外科に転院となった．10針縫う怪我を負っていたが，幸い，眼球などに異常はなく，障害も生じなかった．Fさんおよび医師，看護師が警察の事情聴取を受けたが，認知に問題があることが明らかだったため，病院側に注意するように言ったのみで，事件とはせず，県に報告したが，県の担当者からも注意するよう口頭で伝達されたのみであった．部屋にもベッドにも名札がかけられており，姓名とも全く共通点がない名前の患者間の出来事であった．

事例3の検討

　認知能力が低下した患者の場合，自分の部屋や自分のベッドを間違えてしまう場合もあります．この場合，空いているベッドに寝てしまう場合と，ベッドに人がいても他人が自分のベッドにいるという勘違いをする場合があ

り，この事例は後者です．

　この事例では，特に，問題を抱えている人はいませんでした．あえて言えば，看護師の観察・見回りが頻回であればという点があげられますが，実際には人的配置上，不可能であり，あるいは予防的に保護室に入れたり，拘束するといった，人権および精神保健福祉法を無視したことを実施しなければなりませんので，不可能なことです．あえて言えば，病棟自体をナースステーションから全ての部屋の出入りが観察できるような構造とし，常時，監視できるような体制作りをしてもよいでしょうが，この場合は，看護・医療として，監視することが妥当かという問題とハード面での改築コストが発生するという問題もあります．次善の策として，ナースステーションのすぐ側の部屋にこの患者を配置し，可能な限り観察を密に行うといった対策があげられます．この事例では，転院のため救急車を呼び，警察にも通報し，県の担当者にも連絡を入れています．たとえ認知機能に問題を抱えている患者でも，こうした連絡は必要です．

事例 4 ▶ 精神障害者が消化器外科に入院中に他患者を殴った場合

　統合失調症のGさんは胃がんが発見され，総合病院で胃がんの手術を受けることとなった．この病院は精神科がなく，普通の患者と同様に扱って特に問題がないので，消化器外科で入院していた．4人部屋で同室のHさんはGさんが統合失調症であることを看護師から聞き出し，「おかしな人間とは一緒の部屋にいられない．部屋を変えてくれ」と再三にわたって，Gさんの面前で訴えていた．このためGさんの手術を早めたが，Hさんはそれが不満で，「自分より遅く入院してきて，先に手術ができるのは何か変なことをしているんだろう」とGさんに詰問していたところ，GさんがHさんを殴った．Hさんに怪我はなかったものの，Gさんは退院となり，精神科をもつ大学病院に転院した．

事例 4 の検討

この事例ではGさんは精神症状も落ち着いており，Hさんの暴言がなければ，何事もなく手術が終わったと考えられます．執拗なHさんの暴言に対して，医療機関のとった方策は，手術を早めることであり，Gさんが統合失調症だから早く退院させようという意図でした．この事例の場合，部屋の調整が必要だったということです．精神障害者の場合，個室料の差額を支払うことができないことが多いのですが，Hさんのような暴言にさらされていることを考慮すれば，差額なしで，個室に入れるように配慮すべきだったと考えられます．少なくとも，他の部屋に移すなどの配慮が必要だったのではないでしょうか．

とはいえ，いかなる理由があろうとも，HさんをGさんが殴ったことは事実ですから，退院といった対処あるいは警察への通報などが必要です．

もし，統合失調症患者が精神科以外の診療科に入院していて，疾患や症状により，理由もなく他の患者を殴った場合も対処は同様です．

【対処方法のまとめ（表 3-2）】

1. 患者の心理・精神面・生活面のアセスメント

当然すべての患者に行っていることですが，防止策として，患者の危険性をアセスメントする必要があります．オレム・アンダーウッド理論でいう普遍的セルフケア要素の「6) 安全を守る能力」に相当しますが，精神科のア

表 3-2　患者間暴力への対処

1. 患者の心理・精神面・生活面のアセスメント（防止策）
2. 部屋や座席の調整（防止策）
3. 加害患者の振り返り（どうしてそうなったかを理解させ再発を防止する）
4. 加害患者を叱ること
5. 症状や病気だから仕方ないという考え方はもたない
6. 暴行があった場合には原則として警察に通報し，都道府県に届ける（現場を保存することも必要）

セスメントとしては必須です．特に，朝の申し送りやカンファレンスで，全スタッフに注意を喚起しておく必要があります．

2. 部屋や座席の調整

部屋やベッドを変えたり，個室に移したりする必要があります．

3. 加害患者の振り返り

患者自身にどうしてそうなったかを理解させ再発を防止するために，振り返り（状況を説明し，自分の行為，この場合は暴力を認識させること）を行うとよいでしょう．

4. 加害患者を叱ること

加害者を個人として認めるためにも，必要に応じて叱ることが大切です．叱らないと，同じことを繰り返す場合もあり，また自分を馬鹿にされていると思う場合があります．

5. 症状や病気だから仕方ないという考え方はもたない

必ずしも，症状や病気が元とはいえないので，何らかの対策・解決策を見出せます．

6. 暴行があった場合には原則として警察に通報し，都道府県に届ける

手続き上，必要なことであり，情報を外部に向けて発信することにより，再発予防に寄与できます．事件性のある場合は現場を保存することも必要となりますので，勝手に掃除したりせず，その空間を他の患者の目に触れさせないようにすることも必要です．

まとめ

患者間の暴力の基本は患者の暴力に対して毅然とした態度で臨み，複数人数（できる限り多人数）によって対処することです．必ず，双方の事情を公平に聞き取り，それぞれの思いを受け止める必要があります．看護者もCVPPP（Comprehensive Violence Prevention and Protection Programme: 包括的暴力防止プログラム）のような暴力への対処法を身に付けておく必要がありますが，そうならないような看護管理上の工夫が求められます．

■文献

1) 柏田孝行, 宇佐美しおり. In: セルフケア看護アプローチ—理と実践—そして創造, 第2版. 東京: 日総研出版; 2008.
2) 包括的暴力防止プログラム認定委員会. In: DVDブック 医療職のための包括的暴力防止プログラム. 東京: 医学書院; 2005.
3) 大谷 実. In: 刑法講義総論（新版第3版）. 東京: 成文堂; 2009.
4) 大谷 実. In: 刑法講義各論（新版第3版）. 東京: 成文堂; 2009.

〈日下修一〉

3 患者間のトラブル防止と警察通報の判断

はじめに

　病院に入院中,「いびき」や「咳」などの生活騒音が原因で,患者同士のトラブルは大なり小なり日常的に発生します.こうしたトラブルを放置しておくと,段々エスカレートし,病棟は無秩序状態となります.こうした患者同士のトラブルを防止するには,病院の院長(理事長)が,リーダーシップを発揮して安全な療養(治療)環境づくりを行い,患者に良質なサービスを提供するとともに,医療従事者が安心して治療に専念できるよう管理権を行使すべきです.

A 患者間のトラブルの原因

① 患者の権利意識の高まりのなかで,その権利を履き違え,多少の暴言は許されると勘違いしている.
② 生活環境の違う他人がいきなり同室となり,互いに自己主張する.
③ 回復期の異なる患者のため,それぞれの感情のバランスが異なる.
④ 「咳」,「いびき」,「はぎしり」,「話し声」,「スリッパの音」などの生活騒音.

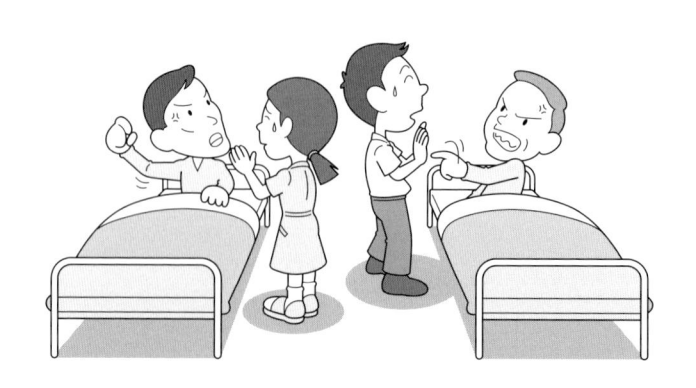

⑤ 乱暴なカーテンの取扱いや携帯電話の使用などのマナー違反．
⑥ 医療従事者の基礎教育時の接遇技術が未熟なため，患者に治療内容などの説明が不足し，誤解やストレスを生じさせる．
⑦ 病室は病床不足と効率性重視から，すし詰め状態で，そのうえ暗い照明など，療養環境の整備が足りない．

B 患者間のトラブル防止策

1. 病院の管理権を確立し行使する

院長（理事長）は，院内での暴力は絶対許さないという姿勢を明確に示し，管理権を確立することが大切です．その権限により入院する患者には入院中の禁止事項を明示するとともに，規則違反があれば治療をお断りし，退院勧告もあることを告知し，誓約書を提出させます．また，度が過ぎた患者には，法的措置を毅然としてとることも必要です．

（注）禁止事項の例
- 飲酒，喫煙，暴言，暴力
- 脅迫，強要
- ナイフ，ハサミ，化学スプレーなどの持ち込み
- 病室内での携帯電話の使用
- 故意による備品の損壊
- セクハラ，ストーカー
---

2. マニュアルの整備

過去の発生事例を教訓として，病室内で起こりうる患者同士のトラブルを想定し，初期対応から終結に至るマニュアルを作成し，院内での教育を徹底して対応能力の向上に努めます．

3. 情報の共有化をはかる

トラブルが発生した時は，小さなトラブルでも大きなトラブルに発展する

兆候としてとらえ，関係する医療従事者すべてがその情報の共有化に努め，再発時の対応を誤らないようにします．

4. 病室の個室化

病床不足とコストの面から，現状では無理かもしれませんが，院内感染対策やプライバシー保護の観点から，将来的には個室化を目指すことを病院経営者は認識すべきです．

5. 現金持ち込み禁止の厳守

入院患者は基本的に現金を持たない規則となっています．しかし，院内売店での買い物などのため，床頭台の下やクローゼットに入れていた現金が，検査・手術・入浴・トイレなどでベッドを離れた隙に盗難に遭うことがあります．盗難があると同室の患者同士が疑心暗鬼となり，トラブルの原因となるので，院内での金銭利用を廃止し，プリペイドカードや電子マネーカードとして，キャッシュレス化すべきです．

C 警察との連携と協力体制の確立

病院は他の民間会社と比較して，世間体や評判を考慮してか，事件を警察に通報しない職場風土があります．しかし，近年になって院内では処理できないほどトラブルが多発し，警察への通報も抵抗がなくなりつつあります．一方，トラブルを起こす患者のなかには精神疾患の人もいることから，警察通報の基準を一律に定めるのは難しいものがあります．しかし，非常時における医療現場の安全確保はすべてに優先すべきものです．

1. 警察に通報すべき暴力行為

暴力の形態には有形・無形や程度の大小に加えて，現場の状況などから多種多様にあります．
　① 身体的な暴力
人の身体に対して不法な有形力の攻撃を加えるもので通常，殴る，蹴る，

突く，押す，噛む，組み付くなどの行為．
　② 言葉の暴力
　個人の尊厳や価値を言葉によって脅したり傷つけたり，さげすんだり，辱める行為．
　③ 備品の破損
　病院が管理する机，椅子，ガラス，医療機（器）具などを故意に破損する行為．

2. 警察への通報基準

　警察へ通報すべきか否かの判断に専門的知識は必要ありません．常識的に見て「患者のいずれかが危害を加えられた」あるいは「危害を加えられるおそれがある」，さらには「平穏な医療環境が保持できない」と認知した時に警察へ通報すると理解すればよいことです．

【通報基準の例示】
　　○ 異常な挙動から，薬物中毒や精神錯乱者と思われる場合．
　　○ 叩く，殴る，蹴るなどの暴力行為がある場合．
　　○ 怒声，罵声などの言葉により，脅迫，強要した場合．
　　○ 現に棒や椅子，刃物を振り回している場合．

---

3. 誰が警察へ通報するか

　急迫している現場では通報責任者の許可をとるひまはありません．現場にいる職員の判断で通報すべきです．
　また，通報先は，最寄りの警察署より110番通報のほうが，警察本部の指揮で対応するので，迅速かつ的確に措置してもらえます．

4. 警察との連携強化策

　はっきり言って，病院には警察を敬遠する風土があります．しかし，安全な医療環境を確保するには，警察への協力と連携が不可欠です．警察との協

力と連携強化策として考えられることは次の通りです．
  ① 警察官立寄所を設置する．
  ② パトロールカーの立寄りと駐留警戒を依頼する．
  ③ 管轄警察署とのホットラインを導入する．
  ④ 警察OBを雇用してクレーマーやトラブル対応にあてる．
  ⑤ 既存組織である「学校・警察連絡協議会」と同様な「病院・警察連絡協議会」を設置して，相互の交流を密接にして，連携協力体制を確立することが喫緊の課題です．

〈谷山悌三〉

コラム

前橋赤十字病院の取り組み「よろず相談メモ」の活用

　院内で発生する問題やトラブルの対応時に,「なぜ事前に相談や情報提供がないのか」,「困りごとを情報共有し,早期に解決する手段としてくれないか」,といったことがあります.

　この点について,「自分達で解決できると思っていた」,「病状からの不穏行動だから仕方ない」など問題が発生した担当責任者のコメントですが,調べると「受持ち看護師に対し患者が度々大きな声を出していた」,「患者家族からも1カ月前からクレームを受けていた」など,問題のあった患者のカルテには暴言や問題行動が記録され,情報提供の遅れが対応の遅れにつながっていました.

　そこで,医療現場で発生している問題や困りごとの情報をより早く入手する手段として,看護部と考案したのが「よろず相談メモ」です.「よろず相談メモ」は大変有効で,警察OB職員による巡回強化を行うなど,問題が大きくなる前に事前準備と体制が整えられ,問題を早期解決に導くだけでなく,結果として患者が安心して治療ができる療養環境の提供と職員が安心して働く職場環境が維持できるようになっていると考えています.

〈鈴木典浩〉

患者から患者への暴力 まとめ

　患者から他の患者への暴力は，いびきや物音，におい，携帯電話の使用や椅子の取り合いなど様々なことをきっかけにして起こります．こうしたことは病棟でも外来でも時々起きているようです．医療機関において患者同士の暴言をこの半年以内に一度以上経験または報告があった看護職は34％，事務職は26％，暴力では，看護職は14％，事務職は10％でしたので医療機関として患者を守るためにも対策が必要といえます．またそれ以上の事例も潜んでいるかもしれません．対策においては，まずはトラブルを予防し，発生した場合にも迅速に対応して被害を最小限にすることが目標です．

患者から患者への暴力対策のチェック項目

> □ 医療機関の方針として「医療機関での暴言・暴力は一切許さない」ということを掲示や入院の際の書類などに明記する．
> □ 五感を働かせトラブルになりそうな状況を改善する（定期的な職場巡視も望ましい）．
> □ 小さなトラブルを察知して迅速に対応する．
> □ 凶器になりそうなもの（はさみやナイフなど）を管理する（できれば持ち込みを禁止し，必要に応じて安全なものを貸し出す）．
> □ 現金などの貴重品の持ち込みの禁止．
> □ トラブル発生の際の対応を決める（複数の職員の集め方や，警備員や警察への通報ルールを決める）．
> □ 被害にあった患者をケアする．
> □ 発生した事例を院内で共有し，さらなる事例の予防につなげる．

　明らかな暴力事例などに職員が仲裁に入り，警察への届け出などをしない場合には，その後の対応が難しくなり解決に向けて医療機関の負担も大きくなることがあります．医療に専念するためにも明らかな事例においては警察への通報が必要です．しかし，なによりも予防することが重要であり，職員にできることは多いことを忘れてはなりません．

〈和田耕治〉

4章 職員から患者への暴力

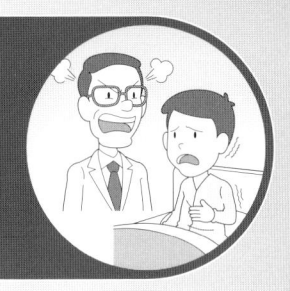

■ 現状と対策

はじめに

　職員から患者への暴力は，許されません．わが国では故土屋繁裕医師が「ドクターハラスメント（ドクハラ）」として，医師だけでなく医療機関の職員から患者への暴力を取り上げました．こうした事例は潜在的に存在していましたが，医療従事者の側から積極的に防止するためのガイドラインなどはほとんど示されていません．確かに倫理綱領などには「患者に対する暴力は許されない」ということが示されていますが，さらなる具体的な取り組みが求められているのではないでしょうか．

　本章では，まず和田が総論として事例と必要な対策について紹介し，三木氏にこれまでに発生した具体的な事例をもとに，その背景と対策を紹介いただきました．また宮路氏には愛知県医師会が全国に先駆けて愛知県と共同し，「医療に関する苦情相談センター」を開設し，医師・医療スタッフの対応・態度などについても患者からの意見や要望などを取り込み，第三者的に関わる仕組み作りをした経験から執筆をいただきました．また精神科医の立場から塩入氏，赤穂氏らが，患者に対して暴力（特に暴言）に至る医療従事者の背景にある精神的な疾患や，過剰なストレスや業務による影響への対処を紹介いただきました．

A 職員から患者への暴力の事例

　すべての暴力に共通ですが，まずは事象が「暴力」に該当することを職員が認識することから始まります．「もしかしてこの行為は暴力にあてはまるのでは？」という気づきです．少し極端な例かもしれませんが，表4-1に

表 4-1 近年の医療従事者から患者への暴力で報道された事例

1) 男性看護師（20代）が入院中の60歳代の男性患者に対して「言うことを聞かなかったから頭部を蹴った」として患者は死亡（身体的暴力）．
2) 女性看護師（30代）が，90代の女性患者の入れ歯がずれている姿を携帯電話のカメラで撮影し，同僚に見せ笑っていた（心理的暴力）．
3) 介護老人保健施設で介護職員5人が認知症の男女4人に虐待行為をした．裸の写真を携帯電話のカメラで撮影，ほおに落書きして丸を書いたなど（性的暴力，心理的暴力）．
4) 男性医師（30代）が，診察結果の説明を求めた20歳代の女性患者の髪の毛をつかんで頭を壁に数回たたきつけた（身体的暴力）．
5) 男性医師が診療行為と偽って女性患者の胸を触るなどして強制わいせつ罪に問われた．その後医師免許取り消しとなった（性的暴力）．
6) 女性看護師（20代）が90代女性に多量のインスリンを投与し，低血糖に陥らせた（医療行為に関連する暴力）．

示すような事例が事件として報道されました．こうした報道にまで至るのはごく一部であって，潜在的には誤解も含めて様々な事象が存在します．特に「暴言」は，職員と患者の認識のずれによって起こりえますので対応が難しいのが事実です．患者への説明の際にわかりやすい例を出して少し冗談ぽく言ったことが，患者によっては怒ったりすることがあります．

職員から患者への暴力の種類を表4-2に示しました．虐待という言葉は「むごい扱いをすること」として用いられますが，同様な分類がされています．

事例が起きる背景には様々な要因が考えられます．モラルやプロ意識の低下した者の存在，過剰なストレスや業務量，暴力を許さない構造の欠如などがあるでしょう．また，医療事故が関係する場合や，詳しい説明を求められた際に職員の側から暴言が発生しやすいのですが，職員側の「恐れ」によって冷静な対応ができなかったことが背景にあるかもしれません．

表 4-2 職員から患者への暴力の種類

Ⅰ. 精神的暴力（主に暴言）
　脅しや侮辱などの言葉や態度，無視，嫌がらせなどによって精神的に苦痛を与えること

Ⅱ. 身体的暴力
　暴力的行為によって身体に傷やアザ，痛みを与える行為や外部との接触を意図的，継続的に遮断する行為

Ⅲ. 性的暴力
　本人が同意していない，性的な行為や強要

Ⅳ. 医療行為に関係する暴力
　医療行為によって患者に有害な事象を発生させる行為

B 予防と対応のための体制作り

　まずは，様々な暴力の対策と同様ですが，「職員から患者への暴力が許されない」ということを方針とする，または職場でも時々話題にすることが重要です．これまで多くの医療機関では「起きるはずがない」として語ることはありませんでした．実際に数はそれほど多くないかもしれません．しかし起きた際の影響は多大なものであることを忘れてはなりません．

　次に患者への暴力を容認しない組織作りが必要です．医師による精神的暴力（暴言）が他の職種よりも多い傾向が日本だけでなく海外でも指摘されていますが，なかなか注意しにくいのが現状です．組織として事例を把握しても，院長などがきちんと指導をするということが機能していません．しかし，放置することが組織において暴力を容認する文化となり，さらに悪化するので注意が必要です．また同時に接遇の教育も必要です．

　暴力が確認された場合には，まずは組織としての自浄作用によって，事実を把握します．発言や行動については加害者と被害者の両方から聴取するなどして記録をとります．そのうえで，事実として暴力があったのであれば改善や指導，場合によっては懲罰や警察への報告も含めて検討することが必要になります．

すべての医療機関に自浄作用があればよいのですが，そうでない場合には内部告発につながる可能性があります．結果的にはマスコミや警察などから突然の問い合わせとなる可能性があります．経営的にも大きなリスクになりうることを経営者は理解しておく必要があります．

たしかに，一部は冤罪のような訴えも存在はするようです．しかし，性的な事例については異性を相手にしてトラブルになるような可能性がある場合には，患者と同性の職員とともに対応するなど自衛的な対応も必要でしょう．またトラブルになる可能性があれば速やかに自ら記録をしておくことが必要です．

C ロールプレイによる教育

医療事故が考えられるような事例に対応する際には，医療従事者は大きなストレスを感じます．その結果暴言に近い話し方をしてしまう可能性があります．また業務量が多いなど余裕のない時も同様です．ストレス下でも冷静なコミュニケーションの訓練ができていない医療従事者も多いので事例を活用して，冷静に話しができるようにするためロールプレイをしてみるとよいでしょう．

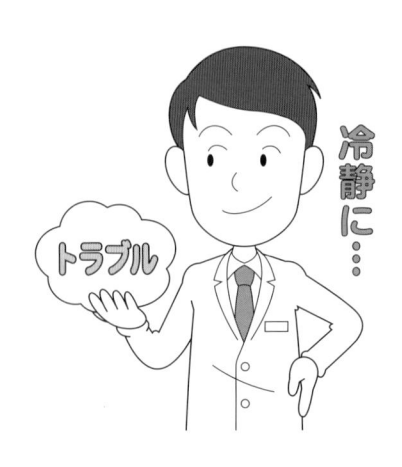

D 破壊的行動をとる医師（Disruptive physician）

　破壊的行動をとる医師というのは聞き慣れない言葉かもしれませんが，特に北米では課題として認識されておりガイドラインも示されています．破壊的行動は，言葉や行動が不適切で，医療の質に影響を与える行動とされています．例えば，間違ったことを執拗に責める，汚い言葉を使う，無礼，患者や職員の前で不適切な議論をする，突然怒る，いじめ，他の医師を非難するなどの行動がみられます．こうした行動においても前述したような対応策を一つ一つ行うことが必要です．医師に限らず他の職種でも職位の高い者には同様の行動が起こる可能性もあります．また，精神科的な疾患が背景にある場合もありますが，143頁に塩入氏，赤穂氏らの原稿で解説いただきました．

E 外部の相談窓口

　医療法第6条の11に基づき各都道府県や政令市に医療安全相談センターが設置されており，患者や家族などの苦情や相談に対応しています．また，保健所でも同様の相談を受けてくれます．患者にとっては，まずは医療機関に相談することが望ましいので医療機関としても担当部署がわかるようにすることが求められます．

■文献
1) 土屋繁裕. In: ストップザドクハラ. 東京: 扶桑社; 2003.
2) 国立国語研究所「病院の言葉」委員会. In: 病院の言葉を分かりやすく―工夫の提案. 東京: 勁草書房; 2009.
3) 松島英介, 保坂 隆. In: 医師が患者になるとき. 東京: メディカルサイエンスインターナショナル; 2009.

〈和田耕治〉

1 事例から読み解く
―看護師が起こした傷害事件―

はじめに

　暴力は特別な人が起こす特別な行為ではありません．だれでも暴力を起こす可能性があります．医療従事者も例外ではありません．

　では，人はなぜ暴力行為に及ぶのでしょうか．そのメカニズムについては諸説あります．例えば，心理的緊張を解消するためとする「緊張論」，社会的絆が弱いために結束するための行為とする「統制論」，内分泌・遺伝的要因・動物行動学的理論を基盤とする「生物学的理論」，精神分析理論・欲求不満―攻撃仮説・社会学習理論といった「心理社会的理論」などがあり，それぞれ検証が試みられています．他にも，攻撃する欲情が内側から沸いて出てくる「内的衝動説」，不快な感情を発散するため攻撃反応を起こす「情動発散説」，社会的葛藤の対処方法としての「社会的機能説」があるといわれています．

　人がもっている攻撃や怒りといった感情やエネルギーそのものは，人が生きるためのエネルギーの源とも考えられています．攻撃・怒りの感情をもつこと自体は悪ではないのです．ただ暴力行為は犯罪であり，暴力を正当化する理由にはなりません．

　看護師が起こした患者への傷害事件に焦点をあてると，表4-3に示すように精神科病院での事件が多いのが特徴です．しかし，本稿では2009年の京都大学附属病院での「インスリン事件」と2008年の佐用共立病院での「肋骨骨折事件」を紹介し，院内暴力の防止に向けた対策について考察します．

表 4-3 看護師が起こした主な患者への傷害事件

1969 年	安田病院（大阪）	離院しようとした男性の統合失調症患者（32）に3人の看護人が殴る，蹴るなどのリンチを行い，患者死亡． 3人の看護人は傷害致死罪で逮捕，懲役3年の実刑．
1979 年	大和川病院（大阪）[注]	薬を取りにくる時間になっても寝ていた統合失調症患者（49）に対して，3人の看護人が交代で蹴るなど，2時間に及ぶ暴行．翌日も暴行．患者は急変し，死亡．
1983 年	宇都宮病院（栃木）	4月に入院患者の1人が看護職員に金属パイプで乱打され，約4時間後に死亡．さらに同年12月，多数の患者が見ている前で，数人の看護職員が1人の患者に暴行を加え翌日に死亡させた．
1993 年	大和川病院（大阪）	統合失調症患者（57）が他の入院患者から暴行を受け，適切な治療を受けずに患者が死亡（肺炎，肺挫傷，肋骨4本骨折，頭蓋骨亀裂骨折，脱水）．
2007 年	武蔵野病院（群馬）	入院患者（67）が言うことをきかなかったことを理由に男性看護師（28）が頭部を蹴るなどの暴行．患者は外因性脳内出血で死亡． 懲役8年の判決．
2008 年	しのだの森ホスピタル（千葉）	入院患者（47）が就寝時間を過ぎても寝ていなかったことに腹を立て，男性看護師（27）が右腕を両手で捻り骨折などの重傷（全治3カ月）を負わせた．

[注] 事件後，安田病院から改称．1997年廃院．

A 京都大学医学部附属病院の看護師による患者への傷害事件
—不必要なインスリン投与により患者が意識障害—

　看護師が入院患者に不必要なインスリンを複数回投与し，患者が一時，意識障害になるという事件が発生しました．事件の経過を表 4-4 に示します．

　2010 年 10 月 29 日，京都大学附属病院（京都市）に入院中の女性患者（94）に治療上必要のないインスリンが投与された事件で，傷害罪に問われた元看護師・K 被告（24）に対し，京都地裁は懲役 1 年 6 月（求刑・懲役 3 年）の実刑判決を言い渡しました．起訴状によると，K 被告は 2009 年 11 月 14 日～16 日，看護でのストレスを発散させようと，入院中の女性患者に 3 回にわたってインスリンを投与し，低血糖発作を引き起こすなどしたとしています．検察側は「健康を回復させる立場にありながら，専門知識を悪用し犯行に及んだ」として懲役 3 年を求刑したのです．

　まずこの事件では，京都府警が「公電磁的記録不正作出・同供用罪」容疑で逮捕します（2010 年 3 月 2 日）．そして 3 月 21 日，今度は「殺人未遂」容疑で再逮捕します．しかし，京都地検は殺人未遂ではなく，傷害罪を適用しています．その理由について，「過度のストレスが犯行の動機ではあるが，殺意の立証は困難」と説明しています．

　京都府警によると，当初，K 容疑者は「職場で疎外感を覚え，人間関係に悩んでいた」と供述しました．一方，病院側は「ストレスが殺人に直結するとは考えられない」と職場の環境による影響を否定しました．最終的に精神鑑定では責任能力に問題がないとの結論が出ています．

1 事例から読み解く―看護師が起こした傷害事件― 129

表 4-4 京都大学医学部附属病院の看護師による患者への傷害事件の経過

	患者の状況	病院の対応
2009年11月14日	循環器内科に患者が入院した9日目，94歳の心不全の女性患者が昼に突然痙攣が出現． →頭部CTで原因特定できず，意識障害が継続したため，血液ガス検査を実施．その結果，血糖が低下していることがわかり，血糖の補正を開始．	
11月15日	昼食から食事を再開．しばらくして低血糖状態となる．	
11月16日	早朝，低血糖状態となる．	
11月17日	血糖補正により血糖値は安定．血圧が低く，尿量が乏しいため，夜にCCUに転床して観察．	循環器内科が安全管理室に報告
11月18日		緊急執行部会議を開催
11月21日		病院関係者で検討の結果，インスリンが投与された可能性（事件性）が否定できないことから，家族に経緯を説明のうえ了解を得て京都府警川端署に届け出
12月上旬	患者が退院	
2010年2月22日		看護師から患者の血糖測定値が低かったにもかかわらずカルテにはそれよりも高い値を記録し，放置すれば患者が重篤になることを認識していながら同僚看護師や医師に報告せず処置も行わなかった旨の報告がある
2月23日		看護師からの報告について，川端署に届け出るとともに，院内に調査委員会を設置し，当該看護師および関係者の事情聴取を開始
3月1日		公電磁的記録不正作出・同供用罪で川端署にK看護師を告発
3月2日	K看護師を公電磁的記録不正作出・同供用罪容疑で逮捕	病院が記者会見

参考資料：http://www.kuhp.kyoto-u.ac.jp/Document/img/nr20100302.pdf

B 佐用共立病院の看護師による患者への傷害事件
―6人の患者の肋骨を折る―

　佐用共立病院（兵庫県）で入院患者6人が短期間に相次いで肋骨骨折していた問題で，傷害の容疑で同病院のH看護師（26）が逮捕されました．事件の経過を表4-5に示します．

　2010年12月24日，H被告に懲役12年が求刑されました（神戸地裁姫路支部）．検察側は「常軌を逸した行為．生命を守るべき看護師が院内で引き起こしており言語道断」とし，弁護側は「職場に適合できず，精神的に不安定な状態だった」と執行猶予つき判決を求めていました．2011年2月25日，H被告に懲役10年（求刑懲役12年）が言い渡されました．

　肋骨を折られた6人の患者はいずれもH被告が勤務していた病棟に入院しており，肺炎で寝たきりのため会話も困難な状態といわれています．

　2008年12月8日，上司に「聴診器をあてようと服を脱がせたら，胸のあたりが陥没していた．呼吸状態が悪い」と担当患者（85）について報告し，後に骨折が判明します．第一発見者として上司に体調の変化を伝えた理由について，「患者の異常の早期発見をほめられたかった」と供述しています．

　問題発覚後，この病棟の全看護師に看護師長が聞きとり調査を行いますが，H容疑者は「何も思い浮かばない」と話したり，「第一発見者なので疑われるのか」と涙を浮かべたりしたといいます．

　骨折した6人は，異変が確認されてから数日～約1年の間に全員死亡します．司法解剖などの結果，直接の死因は肺炎などでしたが，病院長は「肋骨が折れたことで呼吸状態が悪化し，死期を早めた可能性はある」との見方を示しています．

1　事例から読み解く―看護師が起こした傷害事件―　131

表 4-5　佐用共立病院の看護師による患者への傷害事件の経過

	被害状況	病院の対応
2008年 12月8日	85歳女性骨折 「聴診のための脱衣時に，胸の周囲が陥没していた．呼吸状態が悪い．」と上司に報告し，骨折が判明．容疑者が第一発見者となる．	
12月26日		医療安全管理委員会で協議し，強いせき・体位変換時に生じた病的骨折と判断
12月29日	75歳女性骨折 「栄養剤注入時に気づいた」と容疑者が異変の報告	
12月30日	99歳男性骨折（肋骨7本骨折）	
2009年 1月5日	78歳女性骨折 「栄養剤注入時に気づいた」と容疑者が異変の報告	
1月7日		院内に事故対策委員会を設置．看護師長が看護師20人に聞き取り調査を実施．不審者の目撃などの質問で終わる．
1月15日		事故対策委員会が病的要因，看護によるものではないと判断し，佐用署に届け出
1月19日	85歳女性骨折（肋骨を12本折った容疑で逮捕→解剖では19本の骨折を確認） 犯行直後「胸に異常なし」と申し継ぎ 88歳女性骨折（肋骨4本折った容疑で再逮捕）	2事例とも19日に発覚． ダミーの監視カメラを本物の監視カメラに順次設置（廊下・重症患者の病室など）する．監視カメラ設置後，新たな骨折者なし．
1月28日		県など立ち入り検査
2010年 3月11日	H看護師を傷害容疑で逮捕	容疑者を懲戒解雇（11日付）．
3月12日		病院玄関前に謝罪文．病院が記者会見．

参考資料：神戸新聞

C 看護師による患者への傷害事件防止のために

2つの傷害事件で共通しているのは，被告の犯行動機です．2人の被告は「職場の人間関係に悩んでいた．後輩を指導する立場になったが，実力が足りなかった．（K被告）」，「職場の人間関係に悩んでイライラしてやった（H被告）」と供述しています．職場の人間関係で悩むことは誰にでもありますが，その矛先が患者に向くことは少ないといえます．しかし，暴力の本質は，力による支配とコントロールであり，力の強い者が弱い者に対して暴力行為に及びます．そのため看護師が弱い立場の患者へ暴力をふるうことは現実に起こりえます．いずれも高齢者を狙い，H被告においては意思疎通のとれない，寝たきりの患者を選び犯行に及んでいます．

2つの病院とも看護師のストレス対策を充実させていく必要があると述べています．病院は慢性的に看護師不足であり，看護師が過度なストレスを抱えているのが現状です．今回の被告は，犯行当時24歳，26歳で，看護師としては2〜4年目でした（H被告については，パート勤務や職についていない時期があり正確には年数を算出できず）．そのため特に若い看護師へのストレス対策は重要になります．

若い看護師の中には，今回の被告らのように，現代の若者像の一つとして示されている自己中心的，他罰的，自己愛が強いタイプの人もいると思います．H被告は「患者や家族から感謝されない」と供述し，K被告は入院患者が大便を漏らしたことなどにいらだち，犯行に及んだと言われています．またH容疑者は「看護師として自信がなかった，自分は看護師に向いていない」と述べる一方で，6人の患者うち3人の「第一発見者」となり，「患者の異常をいち早く見つけて，ほめられたかった」，「評価を上げたかった」と供述しています．今後病院においても，自己中心的，他罰的，自己愛が強いタイプの若者への対応スキルを身につけておく必要があると思います．

H容疑者は肋骨を折る事件を起こしながらも産休に入るまで同じ病棟で勤務を続けています．1カ月という短い期間で6人もの肋骨を折る行為を行ったにもかかわらず，ある時から被害が発生しなくなります．それはなぜで

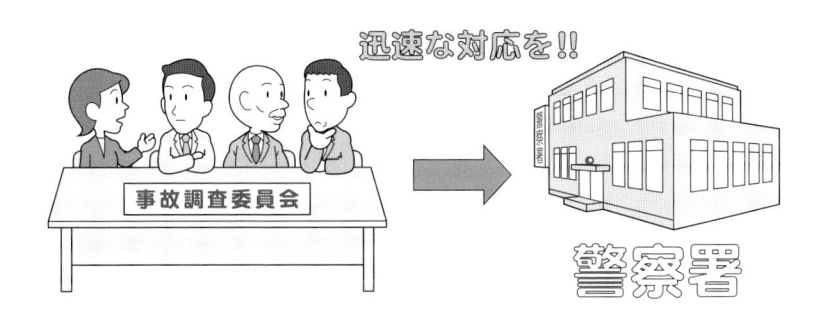

しょうか．表 4-5 にも示した通り，病院が監視カメラを設置したことで，被告の暴力行為が抑止されたと推察できます．被告は「同僚がいないときに暴行した」と供述しています．病室に監視カメラを設置するというのは，現実的にも経済的にも倫理的にも困難です．しかし高齢者の虐待事例が発生している現状では，意思疎通がはかれない，意識障害がある患者には可能な限り複数でケアを行うことを徹底し，密室状態をなくすことが必要と考えます．また薬の投与の際に，ダブルチェックを徹底し，看護師が単独で投与できない工夫も必要です．2006 年 4 月に高齢者虐待防止法は施行され，家庭や福祉施設での虐待を市町村に通報するよう義務づけられました．しかしその適用は介護療養型医療施設などに限られ，一般病院は対象外です．一般病院でも事件の未然防止のために法の対象に含めるべきだという意見もあります．

　そして看護記録を詳細に書くことが大切です．前述したような患者について，詳細な記録を徹底することがケアの質の維持にもなり，また看護師の行動を確認することにもつながります．担当していた看護師は誰か，誰がどのようなケアを行ったか，その時に異常は発生していなかったか，これらの記録が後で事故を検証することに役立ちます．そして，今までにない事例が続いたのであれば，それがなぜ起こったのかという要因を分析する組織体制が必要です．今回，なぜ肋骨を折ったのか，被告自身に尋ねないと真実はわかりません．ただ不自然な外傷や打撲であれば虐待を疑われるところ，高齢・寝たきり・骨粗鬆症・意思疎通ができない背景を抱えた患者をターゲットに

選び，女性の力で折りやすく，発覚しにくい肋骨を意図して選んだのであれば，大変悪質と言わざるをえません．

　また病院内で不自然な事象が発生した場合，事件性が低いと判断せずに，速やかに事故調査委員会を立ち上げることができる組織体制が必要です．内部犯行を疑わないために，被害者を増やしてはいけません．K被告は職場の人間関係や仕事のストレスを発散させようと，2009年夏から，少なくとも15回，入院患者に不要な薬品を投与していたことがわかっています．またH被告の事件も，病的骨折と判断し，内部犯行を疑わない病院の対応が，さらに被害者を増やしてしまいました．事件が発覚しなければ，同じ方法で加害者は暴力行為を繰り返します．佐用共立病院が警察に相談したのは，4人目の被害者が出てから10日も経過してからでした．事件性を疑えば，迅速に警察に届け出る必要があるのです．

〈三木明子〉

2 愛知県医師会医療安全支援（苦情相談）センターの事例を通して

はじめに

　愛知県医師会（本会）は2002年7月の理事会において，患者から苦情を受け付ける相談窓口を設置することを決定しました．翌2003年4月より正式に業務を開始し，2006年5月からは毎月苦情相談窓口に寄せられた事例について，県内各医会（内科・外科など）から推薦を受けた専門委員を中心に，苦情相談センター委員会（センター；含・市民代表の外部委員，学識経験者としての研究者各2名と弁護士1名）において各事例の内容を検討しています[1]．今回はこれらの点から透見できる「医療関係者の側からの暴言・暴力」を検討してみたいと思います．ただし，提示した事例は個人情報保護に配慮し脚色が施してあります．

A 対象事例の抽出

　苦情相談センターに寄せられた苦情は，全例がかなり丁寧に要約されて電

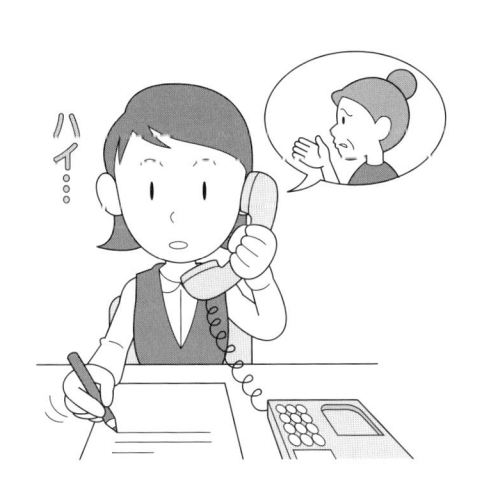

表4-6 医療関係者の側から発せられたという語彙事項数
（患者の側からの言い分）

【「暴言」は患者の側が暴言を吐かれたと言葉で表現．「怒鳴る」は怒られたを含む，「強い口調」はひどいことを・強く言われた・きつく言われたを含む】

	暴言	怒鳴る	強い口調	合計
2008年度	18	12	8	38
2009年度	16	17	10	43

2008年度は889事例中の34事例（3.8%）で，4事例は重複語彙事項を含む．
2009年度は1058事例中の40事例（3.8%）で，3事例は重複語彙事項を含む．

子化されています．この要約において，医療関係者の側からの暴言・暴力に関するキーワード検索を試みました．キーワードは表4-6のごとくで，「暴言」，「怒鳴る」，「強い口調」を抽出しました．この結果，2008年度34事例（含・4重複事例），2009年度40事例（含・3重複事例）で2年間で計74事例でした．

B 対象事例の言葉上の内容の吟味

　一言で暴言と言い表わすのは難問ですが，著者らは「暴言（言葉の暴力）とは，相手に肉体的な暴力の被害は与えないが，言葉によって相手を威嚇して，人間の尊厳や価値を傷つけたりして，相互の信頼を貶めるような，人間としての礼を失した言葉をいう．レベルによる差が存在し，病態，疾病に起因する場合もある．」と一応の定義は試みています[2]．暴力はこの延長線上にあり，暴言と表裏一体です．医療関係者の側からきつく，強く言われると，たとえそれが患者のためであっても，医療関係者の側からの暴言と受け取られます．怒鳴ることで象徴される暴言が医療の現場にそぐわないことは言うまでもありません．

　翻って，子ども同士の言い争い，喧嘩を思い起こしてみましょう．最初は些細なことへの反発，ちょっとした憎まれ口，時には駄洒落的な要素すらなくはないが，母親の後ろに隠れて嫌味をいう．それがいつの間にか，手が触

れた，肩が触れたということで，本当の肉体的な喧嘩になってしまう．しかもさらに始末の悪い点は，どちらが先にちょっかいをかけたか，暴言としての悪たれ言葉の先行性は曖昧になりがちであり，最後は往々にして言った，言わないの水掛け論に陥ります．少し大袈裟に言えば，暴言，暴力の頂点，戦争もまた同類です．つまり，患者の水面下の感情をわきまえない不用意な一言から始まって，一瞬の接触を含む肉体的な暴力へ変質し，それを契機に相互不信を進展，拡大していく，負の連鎖であるといえます．患者の側にとっては，これは威嚇的であり，恐怖を誘います．それは単に医療関係者の側と患者の側との対話の欠如という生易しいものではなく，医の琴線に触れる部分ということができるでしょう[3]．

C 検証事例から透見できるもの

事例 1

相談者 本人（43歳，女性）
患者の側の主たる苦情:
「他の患者のいる前で，医師から強い口調で叱られた」

　湿疹によるかゆみのために，長年診療所を受診中，2週間に1回薬をもらうために受診．今回やっとのことで仕事を切り上げて来院し，待合室で待っていた．医師が出てきて，「治す気があるのか」と頭ごなしに言われた．「薬は薬局で買える．かゆみ止めといえば買えるので，薬局へ行け」と強い口調で言われた．
　他の多くの患者のいる待合室で頭ごなしに言われるのはプライバシーの侵害だと思う．医師の傲慢さのみならず，患者を見下した態度としか思えない．謝罪を求めたいので，当センターから医師に連絡を希望．専門委員が相談者に連絡した結果，当日は薬のみを要求したことを確認．そこへ医師が出てきて言い争いになった．専門委員は相談者に「薬のみは保険ルール上，認められない」ことを説明し，「順番を待って，診察を受けて話をすれば，他の患者に聞かれることもなかっただろうし，服薬の方法を聞く

ことも大切なことですよ」と話した．それでも時間を割いて来院してきており，「頭ごなしにいわれることは納得できない」と反論．専門委員は医師に連絡し，苦情の内容を伝えた．医師は患者が指示通りに服薬せず，きちんとした治療をしてほしかったので，今回はきつく何度も注意をした，と理由を答えた．専門委員は患者に経緯を連絡し，医師の言葉を伝えて終了とした．

事例1の検討

　医師会は今もって診察なしの「投薬のみ」が実態として存在することについて，会員に反省を促し，自律的に指導すべきです．プライバシーの侵害については，古くに開設されているなど診察室の構造上の問題もあり，やむをえない面もあります．それでも最近のプライバシー侵害の申し立ては過剰とも思える半面，無視できるものではなく，他の患者の前で怒ることはいかなる事情があろうとも，医療従事者のとる態度ではありません．他方，患者の療養態度を正そうとする場合，口調がきつくなることもあるでしょうが，問題は肉体言語に伴う言い方，表現の仕方です．

事例❷

相談者　本人（年齢不詳，男性）
患者の側の主たる苦情；
　「レントゲン撮影をしていないにも関わらず，画像診断料を請求された」

　A診療所から紹介状を持参してB診療所へ転院．B診療所において，医師の診察とリハビリテーションを受けたが，費用の明細書の画像診断の欄に点数の記載があり，受付職員に借用フィルムがないこと，本日レントゲン撮影を行っていないことを伝えたが，話がうやむやにされそうであったので，医師にその旨を告げた．医師は怒鳴りながら，机上の診療録を眼前

で投げつけた．医師の態度はあるまじき行為であり，医療費は支払っていない．

　相談者が自宅よりB診療所へ連絡．医師は「受付職員が新人で，請求ミスをした」と説明し，一応の謝罪をした．診療録を投げたことは，当初否定していたが，「昨日はイライラしていて，つい診療録を投げた」と認めた．医師の態度に怒りを覚え「受付のミスというが，医師の指示で請求する以上，医師の責任だ」と指摘すると，医師は「明日説明するから，来なさい」と大声で言い張った．医療費の請求，医師の態度が納得いかず当センターへ連絡した．

　MSWが窓口対応．職員が請求ミスを認め，まがりなりにも医師が謝罪しているので，医師会としては指導はできないと伝える．相談者は「それはおかしいだろう」，「指導もできないのか」と次第に威圧的な態度となり，「当センターは連絡しかできない」と繰り返すと，「連絡しとけ」と一方的に電話を切られた．B診療所へ苦情があった経過を伝えて終了とした．

事例2の検討

　費用の明細書が患者の側に手渡されるようになり，医療費請求に使われる用語の複雑さとともに，このような請求誤りの苦情が多く寄せられています．請求事務が複雑とはいえ，金銭に関わる以上，受付職員がミスを犯した際の対応は重要です．今回の事例は不正請求と判断されても致し方ありません．医師が診療録を投げつけたことは，暴言を越えて暴力の範疇であり論外です．ミスを指摘されて，患者の側の激昂に飲み込まれてしまうのは医師としてあまりに情けないことです．

事例 ❸

相談者 母親 患者年齢（12 歳，女性）
患者の側の主たる苦情；
「予防接種の問診票に必要事項を記載したが，職員の確認ミスで注射が打てなかった」

　自治体から風疹の予防接種の問診（後で判明したが，問診票の書式が変更となっていた）が届いた．裏面に必要事項の記入と保護者の同意欄があったので，署名して娘に診療所を受診するように渡した．診療所を受診．受付職員に「親の同意がないことで断られた」（実は裏面に記載してあり，受付職員が気付かず，確認ミスが判明）ので，診療所の医師に電話連絡．医師は「問診票について自治体からの通達がない」とだけ言われて対応せず．翌日医師を受診すると，「今朝，通達書を確認した．お詫びする」と頭を下げたが，表情は怒っており，到底，謝罪と思えなかった．さらに再受診を確認すると，「あなたの娘さんに接種するかどうか，考えさせてもらいます」との拒否的な返答．続けて「文句があるなら医師会や自治体へ苦情を言ってもらって構わない」と不愉快な対応．B 医師へこのことを伝えていただきたいとの当センターへの申し入れ．
　専門委員が相談者に確認すると，娘の帰宅後，母親が医師に電話連絡すると，医師は問診票の変更を知らず，最後はひどい口喧嘩になってしまったという．母親が医師に再確認を求めると，職員ともども口頭で詫びたが，誠意が感じられなかったという．医師によると，電話連絡を受けた際，当方の謝罪が通じず，母親から恫喝に近い暴言があり「土下座しろ」と言われた経緯があり，来院したときに診療妨害とみなし接種を拒否したという．ただ，反省の弁として，多忙で，通達書を見る暇がなかったこと，謝罪の仕方が悪かったかもしれない，という．専門委員は患者の側に落ち度はないと判断し，医師に二度とこのような事態が起こらないような対応を要望した．

事例3の検討

　ミスを認める苦痛ゆえの開き直りの謝罪であったのか，と疑わざるをえません．しかし，少し冷静にみると，医師会，自治体などから来るおびただしい数の書類，通達に確実に，適切に目を通し，関係方面へ伝達することの医療の側の煩雑さもまた想像以上といえます．ミスを犯さない環境整備は必須ですが，接種拒否は医師としてあるまじき行為であり，後から責任の取り方として，どうしたらよいか，といわれても遅すぎます．知名度の上がった当センターを駆け込み寺のように考えて「文句があるなら医師会や自治体へ苦情を言ってもらって構わない」と発言したのであれば，言葉を失うばかりの同僚の自律欠如です．専門委員が二度とこのような事態を起こさないようにというピアレビューに努めた背景の真意を果たしてわかっていただけたでしょうか．

エピローグ

　弁護すれば善意も悪意の陥穽（かんせい）となります．ドクハラなる言葉を提示した土屋繁裕医師が夭折されて[4,5)]，モンスターペイシェントなる言葉が，一億総クレーマー化[6)]なる言葉が生き残ってしまったのでしょうか．もちろんこの一億総クレーマー化には医療関係者も包含されます．本会の勤務医部会は暴言・暴力お断りのポスターを作成し，医療機関へ配布しました．確かに患者の皆さんへとは表示してあり，いうまでもなく患者側に対してのものではありますが，もしも，このポスターが医療機関内部に向けられたものだと示唆されたなら事態は深刻です．患者のみならず，職員を前に怒鳴り散らした医師に対し，患者がこのポスターを黙って指差す場面を想像すればよいでしょう．苦情相談への対応の原点です．各事例検証でみた専門委員，MSWの対応が当センターの任務です．何としてでも，「キレる」ことだけはやめていただきたい．それがエピローグに当たっての祈りにも似た著者らの願いです．

■文献

1) 宮治　眞，勝又一夫，加藤　憲．医師会との連携．In: 相澤好治 監修，和田耕治 編集．ストップ！　病医院の暴言・暴力対策ハンドブック　1版．東京：メジカルビュー社；2008. p.181-6.
2) 宮治　眞，加藤　憲．暴言・暴力の定義とレベルの提示．In: 愛知県医師会，編．暴言・暴力・セクシャルハラスメント対処法　1版．東京：メジカルビュー社；2009. p.13-7.
3) 武　弘道．医師採用時の面接と宣誓．In: こうしたら病院はよくなった．1版．東京：中央経済社；2005. p.28-35.
4) 茨城　保．ボクはドクハラ医者．In: 患者さんゴメンナサイ　1版．東京：PHP研究所；2005. p.75-86
5) 土屋繁裕．ドクターハラスメントという問題．In: ドクターハラスメント　1版．東京：扶桑社；2002. p.9-23
6) 一億総クレーマー社会．中央公論．2007.12. 文芸春秋．

〈宮治　眞，天野　寛，加藤　憲〉

3 医療従事者がトラブルを起こすとき
―精神科医の立場から―

はじめに

　近年日本ではドクターハラスメントなどという言葉も聞かれるようになり，患者の権利意識の高まりとともに，医療従事者と患者の間でのトラブルが従前よりも事例化しやすくなっているようです．質の高い医療を提供していくためには良好な医療従事者，患者関係の構築が必要不可欠であり，トラブルの解決，防止のためにも，トラブルが起きる背景についての理解が重要です．この稿では医療従事者がトラブルを起こす場合の精神的背景について説明し，その予防，解決のための対策を示したいと思います．

　トラブルを起こす背景としては大きく二通りに分けることができます．一つは医療従事者本人にまつわる元々の問題が主な要因であるもの（医療従事者の人格的な問題，精神病罹患による症状，コミュニケーションに齟齬をきたしやすい発達障害による問題），もう一つとしては普通の医療従事者がある状況下で無意識にトラブルを起こしてしまう場合が考えられます．

A 医療従事者本人に精神的な問題がある場合

　医療従事者に人格障害がある場合，一見適応がよく見えても何か負荷がかかると元来持ち合わせている情動の不安定さや衝動コントロールの悪さ，逸脱行動が目立ってくる場合があります．統合失調症などの精神病が発症した場合は，被害妄想や幻覚をベースとした暴言や暴力が発生することがありますし，躁うつ病の躁状態ではイライラ感が高まったり，感情の抑制がききにくくなりますので，患者の言動に腹を立てるような場面が目立つようになるかもしれません．うつ状態の場合でも，気分が落ち込み意欲が低下するばかりでなく，イライラ感が高まったり，判断力が低下しますので，患者に誤解をまねくような言動が観察される可能性があります．発達障害やその傾向が

表 4-7 トラブルにつながる医療従事者の精神症状

人格障害（境界性人格障害など）……感情不安定，衝動統制の乏しさ	
精神病　統合失調症……被害妄想，幻覚	
気分障害（躁うつ病　うつ病）	
躁状態………易怒的，攻撃的，興奮	
うつ状態……意欲低下，注意力低下，判断力低下，苛立ち	
発達障害（アスペルガー症候群など）……社会性とコミュニケーションの質的障害	

ある方は，人とのコミュニケーションが不得手であり，物事の解釈に一般の人と隔たりがある場合がありますので，本人が悪気なく発した言葉が，患者にとっては冷たく聞こえてしまう，患者を傷つけてしまうということがありえるでしょう．

これらの場合は，精神病であれば精神科医への受診を勧めることが必要となりますし，人格障害，発達障害の場合はその相手に合った対応の仕方について精神科医からアドバイスを受けるとよいと思います．いずれのケースの場合でも，精神的ストレスや身体的疲労は状況をさらに悪化させますので，業務負担を減らす，業務内容の変更なども問題を減らす効果が期待できるかもしれません．

B 本人以外の要因がある場合

それでは普通の医療従事者がトラブルを起こしてしまう場合はどうでしょうか．医療現場に限らず，自分が乱暴になってしまったり，暴言を発してしまいそうになる心理状態について想像してみてください．疲れがたまっていたり，時間がない場合，思い通りに物事が運ばない場合，精神的余裕がなくなり，イライラしたり怒りっぽくなってしまいがちではないでしょうか．通常はその苛立ちや怒りを理性で抑えることによって，大事に至らずに済んでいるものですが，それでも何となくぶっきらぼうな態度になったり，言葉が足りなくなってしまうことはよくあることです．現在の休みも取りづらい過酷な勤務状況の医療現場においては医療従事者が心身ともに疲労しているこ

とが多く，気持ちのゆとりをもつことが難しくなっています．そのようななかで患者が傷つけられた，という感覚をもつような対応を無意識のうちにしてしまうことは大いにありえることです．以下に医師の場合を中心に実際の事例をいくつか示します．

事例 1

　小児科のA医師は朝から食事をとる間もなく外来をこなし，午後は病棟での仕事．何とか合間に軽食をとったものの，そのまま当直帯に突入しました．仮眠をとる間もなく次々と救急外来からのコール．喘息発作の患者や，発熱の患者が絶え間なく受診します．ようやく明け方になり短時間の仮眠をとったのちに，また午前中の外来をこなしました．さすがのA先生もへとへとになりながら午後に病棟を回診していたところ，肺炎で入院中の1歳児，B君のお母さんが「どうして熱が下がらないのでしょう．」と尋ねてきました．「肺炎なんだから，熱はそんなすぐに下がらないんですよ！」とついぶっきらぼうに言ってしまったところ，お母さんも付き添いで疲れていたのか涙ぐんでしまいました．

事例 2

　Cさんは認知症です．家人は都合がつかず，遠くに住んでいる親戚のDさんが付き添いで内科を受診しました．待合室にはたくさんの人が座っており，13時半の予約で診察室に入ったのは16時すぎでした．足元がおぼつかないため，診察室に入るまでちょっと時間がかかってしまったところ，診察室に入るなり，かなり年配のE医師から「こんなに大きな声で何度もよんでいるのに聞こえないの！」ときつい口調で言われました．次にE医師がCさんに症状を尋ねましたが返事をしなかったため，Dさんに尋ねました．同居していないのでわからないといったら，「わからないのに付き添いで来ているなんて困るね！」とイライラした様子でいわれてしまいました．

事例1と2の検討

事例1は長時間の過重な勤務に対する疲労が見てとれますし，事例2はかなり年配の医師であるにもかかわらず，半日で50人近くの外来患者を診察するなど負担の多い業務となっていることが明らかです．

また患者との立場や感覚の違いを考慮，理解できず，結果的に患者を傷つけてしまう場合もあります．

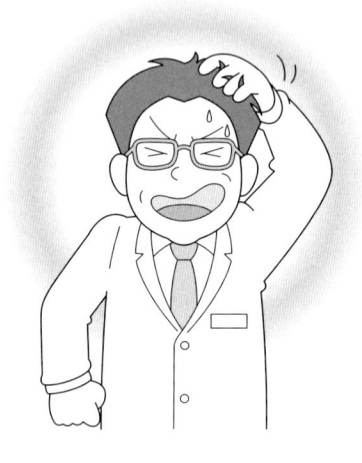

事例3

治療が困難な癌で内科入院中に経口摂取が困難となり，胃ろう造設をしなくてはならなくなった高齢のFさん．緊張して手術室へむかったところ，はじめて会った外科の若い数人の医師が担当で「あ，失敗した.」「今度は俺がやってみる.」などと笑いながら処置をされてしまいました．自分に向けての言葉ではありませんでしたが，Fさんはとても辛い気持ちになってしまいました．

事例4

子宮筋腫で婦人科を受診した40代で子供もいるGさん．担当の男性H医師に「もうお子さんもいるし，いいよね．子宮取っちゃいましょう．」と軽い調子で言われました．確かにその通りではあるものの，Gさんは何となく傷つけられた気持ちになってしまいました．

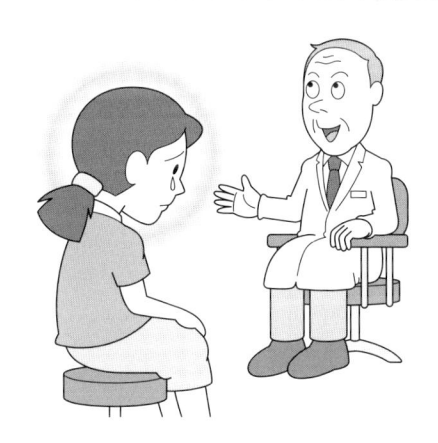

事例3と4の検討

事例3の場合は，胃ろう造設は手技的にはさほど難しくないと思われること，またその患者の主治医ではなく「手技」を依頼されたという気持ちであったこと，しかしながら高齢の進行癌の患者にとっては，口から食べることができなくなり，胃に穴をあけるといっことは大変な辛い出来事であり，また重大な決断であった，というところに患者と医師のかけ離れた感覚があります．

事例4は，確かに臓器としてだけ見れば子宮があることの必然性は薄いと考えられますが，女性であることの象徴でもあるという感覚や，自分という存在の一部という感覚を患者はもつということに対する配慮がかけています．このような事例をなくしていくには，常に医療者は患者の立場にたつという視点を忘れないようにしていく必要があります．また社会人としての必

要最低限のマナーや常識を身につける必要もあるでしょう．
　医療従事者側からのトラブルを減らしていくには，まず心身とも十分な休息をとれる，何かあったときにはすぐに相談場所がある，など安心して働ける職場づくりが重要であり，また思いやりをもった正しい接遇，コミュニケーションスキルのトレーニングなどについて，病院として取り組んでいく必要があると思われます．

■文献
1) 保坂　隆. In: 医師のストレス. 東京: 中外医学社; 2009.

〈塩入明子，赤穂理絵〉

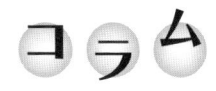

コラム
「ドクハラ」に関連した悪質な反社会勢力やマスコミの対応

　本章で話題としているいわゆる「ドクハラ」は，なかには患者の誤解や，医療従事者として傷つけるつもりがなかったということもあるでしょう．しかし，対応を誤ると，訴訟に発展したり，悪質な職業的クレーマーや反社会勢力の標的となり，その対処に四苦八苦する事態も発生しているようです．また，内容によってはマスコミにより標的にされることもあるでしょう．本稿では，警察署長 OB の立場から医療機関においてドクハラ発生後の対外的な反社会勢力とマスコミ対応について解説します．

1. 悪質な反社会勢力などへの対策
　ドクハラが原因で，不眠などの症状がでたといった情報は，職業的クレーマーや右翼など反社会勢力の格好の標的となります．そして，「被害者の代理」と称して押しかけてきます．ここで大事なことは，補償交渉や裁判などわずらわしいとして，安易に金銭的解決をしてはいけません．こうした対応は逐一最寄りの警察署に相談し，具体的対応について指導を受けることをおすすめします．以下に基本姿勢と具体的な対応策を示します．

1) **基本姿勢**
   ①冷静かつ誠実に対応する
   ②不当な金銭要求には応じない
   ③組織で対応する
2) **具体的な対応策**
   ①違法行為には，毅然と法的措置をとる
   ②院長の指揮の下で，組織的に対応する
   ③要求の目的は何かをはっきりさせる
   ④安易に署名や謝罪文には応じない

⑤運転免許証などで相手を確認する
⑥関係者の個人情報は漏洩しない

2. マスコミ（新聞・テレビ）沙汰を防ぐ

　医療従事者の不祥事や犯罪は，その社会性・公共性から社会の耳目を集めることから，些細なドクハラ事件でもマスコミ沙汰となります．マスコミ沙汰となれば，当然病院の社会的信頼は瓦解し，病院経営にも大きな打撃を受けること必定です．マスコミ沙汰にさせないためには，次の対応が考えられます．

---

① 院長は部下まかせにせず，先頭に立って事実関係を掌握して的確な指揮を行う
② 被害患者との話し合いは，誠心誠意を尽くし，訴訟や公表に発展させない
③ マスコミの「あたり」に対しては，窓口を一本化して対応の一元化を行う
④ 当事者の氏名および所属診療科（部）名は公表しない
⑤ 院内の不祥事は，内部からの告発により発覚するので，情報管理を徹底する
⑥ 院内倫理規定や就業規則にドクハラ防止の文言を明記し，周知徹底をはかる

　医療に専念するためにも，普段から「ドクハラ」ともとれるような発言や行動がある者には適切に指導するなどの対策により予防することが重要です．

〈谷山悌三〉

職員から患者への暴力　まとめ

　職員から患者への暴力は許されません．まずはどのようなことが許されないかということを認識する必要があります．

　言葉については，言い方やとらえ方によって誤解から患者の側が暴言と捉えるといった難しさもあります．しかし，必要な指導であっても怒鳴るや強い口調といったことは医療現場にはそぐいません．

　暴力は，患者が言うことを聞かないから頭を蹴った，裸の写真を携帯電話のカメラでとった，男性医師が診療行為と偽って女性の胸を触るなどした，患者に多量のインスリンを投与して低血糖に陥らせたなど多岐にわたりますが絶対に許されません．これらが発生した場合には刑事事件やマスコミにより広く知られることになり経営にも大きな影響を与えます．

　医療機関としてこうしたことは起きないというのではなく，いつでも起こりうると認識し，予防をし，発生した場合には事実関係を明らかにし厳重注意などを行います．

職員から患者への暴力対策チェック項目

- □ 医療機関の方針として「職員から患者への暴力が許されない」ということを示す，または職場のミーティングでも時々話題に出す．
- □ 暴力などがあった場合には事実関係を明らかにし，その職員に対して厳重に注意をする（必要に応じて警察へ通報）．
- □ 接遇やコミュニケーションの教育を定期的に行う．
- □ 異性などのトラブルになりそうな診察には患者の同性が同席するなどする．
- □ 院内で職員が見かけた場合に事例の報告を受ける担当者を決める．
- □ 普段から業務が過重になりすぎないようにし，精神的に余裕をもって医療を提供できるようにする．
- □ 職員自身が休息をきちんととり，運動などでストレスを発散するよう心がける．
- □ 患者への暴力が発生した場合には真摯に対応し警察とも連携をとる．

　医療機関としてこの課題を放置すると，エスカレートして患者を傷つけ，職員は医師免許など資格を失うような事態となります．また，内部告発などにより，すぐに事例が明るみになり医療機関として社会的信用を失うことになります．

〈和田耕治〉

5章 医療機関での体制作り

1 医療機関で発生する暴力は組織的な取り組みで克服する —実態と対策—

はじめに

　医療機関で起こりうる暴力は，これまでの章でとりあげたように，①職員から職員に対して，②患者から職員に対して，③患者から患者に対して，④職員から患者に対して，の4つがあります．また，暴力の内容には様々なものがあります．例えば，傷つけることを意図した乱暴な言葉である暴言，実際にナイフを取り出したり，殴りかかったりする暴力，性的な嫌がらせであるセクシャルハラスメント（セクハラ），そしてつきまとい，待ち伏せなどのストーカー行為などがあります．このような暴力は何らかの目的のために他者を支配する行為であり許されません．

　暴力は組織の課題です．たしかに個人の性格や雰囲気などで暴力の対象になりやすい人がいます．しかし，そうした個人が職員にいたとしたら組織として指導する必要があります．また，なによりも組織的に取り組んで具体的な予防策や早期の対応を行うことで医療機関の安全を守ることが必須です．すでに1〜4章において様々な医療機関での取り組みの例を学びました．次は皆さんの医療機関での実践です．しかし進めるにあたりいくつかのコツや注意すべき点があります．本章では，組織的な対策を進めるための7つのステップを紹介します．

154　5章　医療機関での体制作り

A　暴力対策を進めるための 7 つのステップ

　暴力事例の発生は図 5-1 に示したように「氷山の一角」ともいえます．その背景にある様々なことに対して包括的な対策を行わなければなりません．しかし，暴力の対象者は異なっても対策はほとんど同じなのですから効率よく進めることもできます．

　暴力対策は図 5-2 に示したように 7 つのステップで進めます．Step 7 のあとはまた方針に戻って基本から見直します．

Step 1．医療機関としての方針を定めます

　暴力対策で最も重要なことは，医療機関としての方針です．まずは医療機関のトップである，理事長や院長などに次のことを方針として宣言していただきます．

①医療機関では患者やその関係者，職員に対するあらゆる暴力を容認しません．

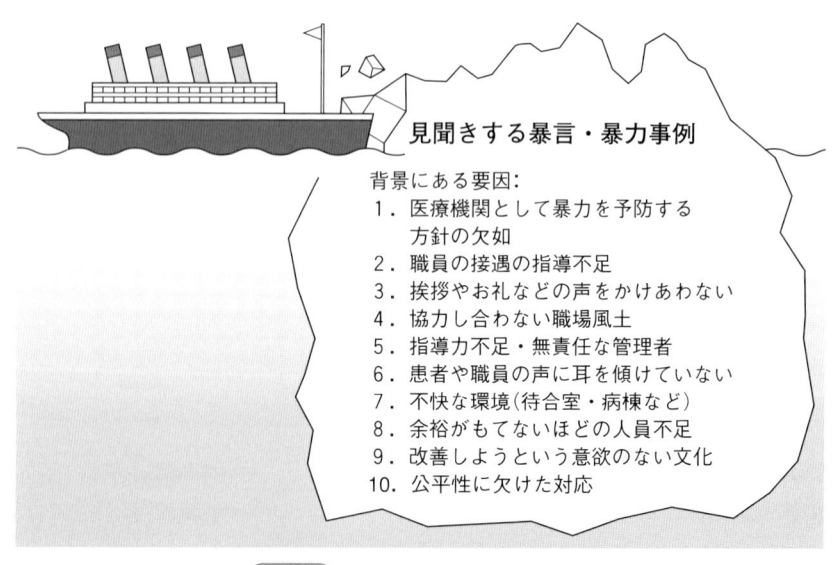

見聞きする暴言・暴力事例

背景にある要因：
1．医療機関として暴力を予防する方針の欠如
2．職員の接遇の指導不足
3．挨拶やお礼などの声をかけあわない
4．協力し合わない職場風土
5．指導力不足・無責任な管理者
6．患者や職員の声に耳を傾けていない
7．不快な環境（待合室・病棟など）
8．余裕がもてないほどの人員不足
9．改善しようという意欲のない文化
10．公平性に欠けた対応

図 5-1　暴力の発生は氷山の一角

1　医療機関で発生する暴力は組織的な取り組みで克服する―実態と対策―　155

- Step 1　医療機関としての方針を定めます
- Step 2　院内での発生状況を調査します
- Step 3　予防策を講じます
- Step 4　事例が発生した場合の対応を決めます
- Step 5　教育や情報の共有を行います
- Step 6　対策の効果や実施状況を評価します
- Step 7　対策を改善します

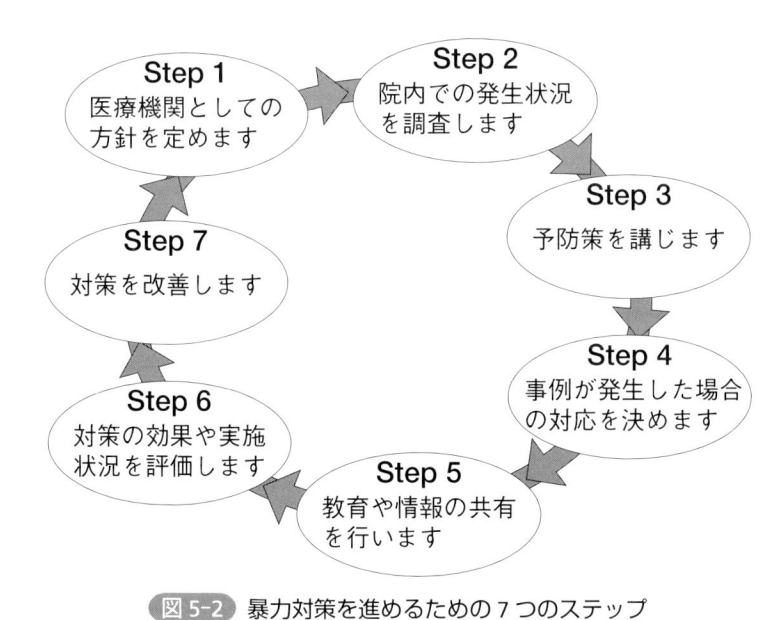

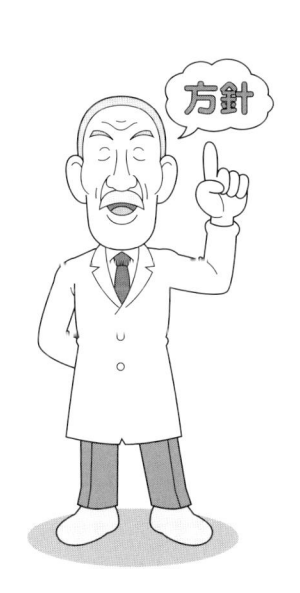

図 5-2　暴力対策を進めるための 7 つのステップ

②事例が起きた際には組織として速やかに対応し，被害者を守ります．

こうした方針がないと，具体的な対策を行う際や事例の対応の際に誤った対応をしてしまうことがあります．「方針」とするには，トップが全体の会議で発言したり，文書として示すことによって示すことができますが，定期的に方針を確認することにより継続した対策が可能になります．また，トップの理解が得られない場合はまずは診療部長や看護部長の方針でもよいでしょう．

Step 2. 院内での発生状況を調査します

まずは暴力の発生状況を調査することは手間がかかりますが重要です．暴力の被害にあったとしても「我慢できなければプロじゃない」，「被害にあって恥ずかしい」といった感情が先行して上司などに報告していないことは珍しいことではありません．

調査をする際の注意点は，あまり調査に時間とエネルギーをかけ過ぎないことです．例えば職員全員に調査をすることが望ましいですが，入力や解析の手間も考えて，ある程度決めた部署や各部署から数人にするなどして少しずつからでも始めるといいでしょう．調査の負担で実際の対策がおろそかにならないように注意しましょう．こうしたデータは医療機関のトップだけでなく，関係者の間で共有すると皆の意識が高まります．

調査は質問票で行いますが，質問の仕方によってデータが大きく影響されます．そのため質問票の作成には注意が必要です．たとえば，次のような文章で問うといいでしょう．

患者から医療従事者への暴言・暴力

<u>6カ月前から本日まで</u>に患者またはその関係者から<u>暴言</u>（ぼうげん：傷つけることを意図した乱暴な言葉，脅し，悪質クレーム）の対象に<u>あなたが1回以上</u>なりましたか？

　　□はい　・□いいえ

表 5-1　実態調査の質問票を作る際の注意点

1. 期間を定める．「6 カ月間」がおすすめ
2. 暴言，暴力などの言葉の定義を記す
3. だれが対象になったのかを明記して問う
4. 所属，職種，経験年数も問うことで細かい分析が可能
5. 具体的な事例も自由記入で収集します
6. 解析に時間をかけすぎないようにシンプルにします
7. 匿名である方が回答しやすい

　こうした質問を暴力，セクシャルハラスメント，ストーカーなど定義を定めてそれぞれを問うてもいいでしょうし，職員同士の暴力などについても質問を追加してもよいでしょう．表 5-1 に調査の質問票を作る際の注意点を示しました．

Step 3.　予防策を講じます

　暴力は発生しないように「予防」することを第一の目標にすべきです．医療機関の方針をきちんと示すということが予防等の展開にも大きく関わります．例えば，「暴力を許さない」というポスターを掲示することで医療機関の方針を共有することはおすすめです．こうしたポスターの掲示は，数年前まで二の足を踏んだ医療機関が多かったのですが近年は比較的普及しています．しかし，ポスターの内容については議論になる可能性があります．絵での表現は，作成が難しいことと，様々なとらえられ方もするため，文字だけで方針を記載するという方式でもよいでしょう．ただし 1 枚だけでなくリスクの高い場所にはたくさん貼ることが必要です（図 5-3）．

　暴力の予防策は様々な視点から行う必要があることはすでに述べました．本書の編者らで作成した「医療機関における安全で安心な医療環境作りのための改善チェックリスト（巻末掲載）」では，予防策として次の 4 つのコアとなる対策を推奨しています．1. 施設の環境づくり，2. 良好なコミュニケーション，3. 安心できる体制づくり，4. 現場の備えです．これらは主には患者による暴力を想定していますが，職員による暴力においても同様に

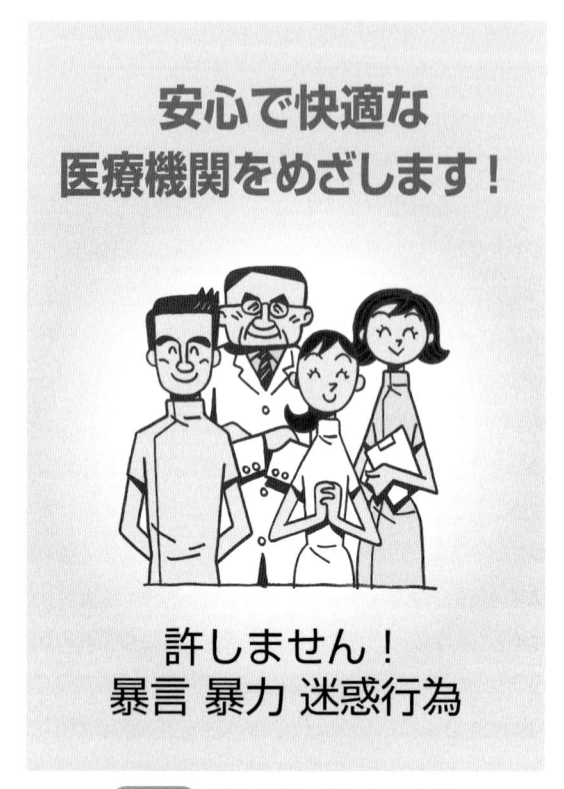

図 5-3 暴力対策のポスターの例

（メジカルビューのサイトより入手可能：
http//www.medicalview.co.jp/download/pvhc/）

なります．

Step 4. 事例が発生した場合の対応を決めます

　事例が発生した場合の対応は，発生してから検討するようでは遅いです．そのため基本的な対応策は事前に決めておく必要があります．暴力が発生した際の院内での初期対応や，どの段階から警察に報告するのかを決めるとよいでしょう．

　暴力が発生した場合には，「証拠」を集めることが必須です．ICレコー

ダーで録音したり，事例が発生した際には速やかに第三者が記録をとったり，物損は写真を撮ったりということをしている医療機関もあります．「そこまでしなくても」と思いがちですが，医療従事者を傷つけたり，他の患者を傷つけた者は患者であっても，職員であっても「加害者」であるというドライな考え方も必要になっています．そのような価値観が容認できないというのであれば，それなりに今後も誰かが対応に悩むことになるかもしれません．

職員間でのハラスメントでは身内に甘い対応をしてしまうかもしれません．しかし，意外にも多くの職員はよく見ているもので，誤った対応により職員全体のモチベーションが下がったりしてしまう可能性もあるので注意が必要です．

Step 5. 教育や情報の共有を行います

医療機関では様々な対策が行われているにもかかわらず，職員に情報が共有されていないことも多いです．新入職員だけでなく定期的に講習会などを開催して医療機関としての方針や対応策を周知する必要があります．危険を

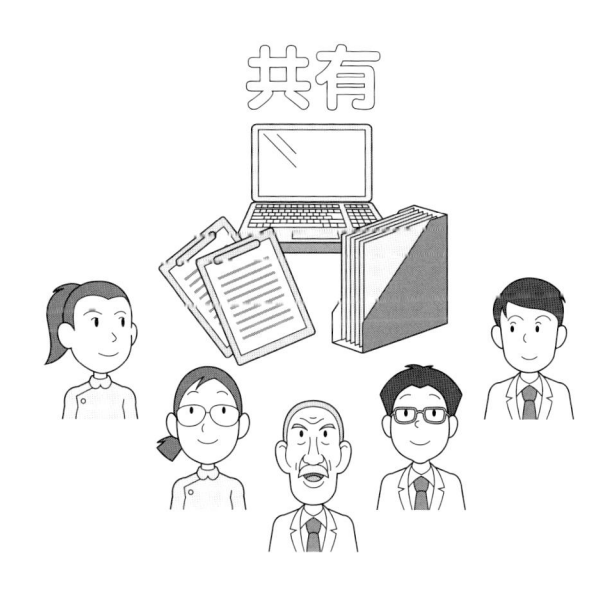

感じた際のブザーの場所や，暴力の被害にあった際の相談窓口などせっかくあっても職員が知らなければ意味がありません．

　護身術を教育している医療機関もありますが，危険を感じたら「距離をあける」，「逃げる」，「助けを呼ぶ」といった基本をきちんと教えましょう．また，こうしたリスクマネジメントだけでなく，基本的な接遇や，身だしなみの教育も行う必要があります．

　意外にも暴言や暴力が発生する予兆に気づかなかったり，また相手が怒っていることに気づかない人もいることが医療機関の管理者の悩みとして聞かれることがあります．怒りの予兆としては，眉間にシワが寄る，唇の両端（口角）が下がるといった「怒った」表情に気づく必要があります．また，声がだんだん大きくなる，早口になる，時計を見始める，貧乏ゆすりをするなど，いらいらした感じにも気づく必要があります．気づいた場合には，忙しいなかでも，なぜ怒っているかを推察し，迅速で丁寧な対応をし，必要に応じて謝罪することで発生を予防することができることがあります．ロールプレイなどを行うことも効果的です．

Step 6. 対策の効果や実施状況を評価します

　対策を行った後には評価をしなければなりません．Step 2で行ったような調査を再度行って，発生件数を比較してもよいでしょう．対策を始めて数年は事例がきちんと報告されるようになり，一時的に件数が多く発生するかもしれませんので解釈に注意が必要です．また対策の実施状況も，事例が減ると意識が下がるので確認が必要です．この結果をもとにStep 7で対策を必要に応じて改善します．

Step 7. 対策を改善します

　対策は定期的に改善するとよいでしょう．試行錯誤という気持ちで少しずつ改善しましょう．また予算を必要とすること（警察OBの雇用，監視カメラの設置，病院を快適にするための工夫など）は，時間をかけて繰り返し提案をするとよいでしょう．

表 5-2 対策が進む医療機関の特徴

1. 組織（理事長や院長など）の方針が明らか
2. トップが関心をもっている
3. 熱心な実務担当者の存在
4. 小さな改善（お金のかからないこと）から始める
5. 様々な部署や人を巻き込む
6. 職員の意識を変えることは難しいが，あきらめない

B 対策が進む医療機関の特徴

対策を始めるにはタイミングが重要です．なにか事例が医療機関で起きるまで対策が進まないことはよくあるのですが，事例が起きるまで待ってはいけません．小さな対策を積み重ねて，より多くの人を巻き込むという地道な作業の繰り返しが必須です．そしてその遠い先は「組織改革」という大きな仕事であるイメージをもって取り組むとよいでしょう．対策が進んでいる医療機関にはいくつかの特徴があり，表 5-2 に紹介しました．一朝一夕では実現しないのは想像に難くありません．

C 対策に取り組む意義

暴力対策を行うことは様々な利点があります．まずなによりも安心できる医療機関であることは患者にとっても職員にとっても重要です．また，守られているという意識は職員のモチベーションも高めます．被害にあって職員が離職すると新たな人の確保や教育が必要になるコストもかかります

安全配慮義務の重要性も近年増しています．安全配慮義務とは，民法の債務不履行という考え方を根拠として「労務の提供にあたって労働者の生命・健康等を危険から保護するよう配慮すべき使用者の義務」としています．医療機関に対しては針刺しによる感染で医療機関の責任が問われた判例がありますが，暴力に対する対策ができていないことで職員が被害にあった場合には同様に問われる可能性があるため対策は必須となっています．少し大げさ

な言い方かもしれませんが，暴力対策をしない医療機関に未来はないと言っても過言ではありません．

■文献

1) 相澤好治 監修，和田耕治 編集. In: ストップ！ 病医院の暴言・暴力対策ハンドブック. 東京：メジカルビュー；2008.
   医療機関での患者による暴力の対策について好事例を元に具体的な対策を示している．すでに先進的な取り組みをしている医療機関の例や警察OBや患者の立場などからも提言がある．
2) 三木明子，友田尋子. In: 看護職が体験する患者からの暴力. 東京：日本看護協会出版会；2010.
   看護職の事例を豊富に掲載し，包括的な取り組みのためのチェックリストはぜひ医師や他の職種を交えて活用したい．全体的には中級編ともいえる．
3) 吉川 徹，和田耕治. DVD 一般医療機関の暴言暴力の予防と対策. ケアネット．2009.
   患者による暴力の対策に関するDVD．院内での講習会に活用できる．

〈和田耕治〉

2 医療機関における組織的な取り組みのための参加型プログラムの実施
～アクションチェックリストの活用～

はじめに

医療機関で発生する「暴力」に対しては，職場改善の一つとして組織的に取り組む病院が増えてきました．働き方が変わると，職員個人の能力を最大限に発揮できるようになり，暴力の発生リスクを低減して，また発生したとしても被害を最小限にとどめることができます．それにより，働きやすい職場作りに大いに貢献します．

一方，暴力対策作りがマニュアル作りのみに終わってしまい，なかなかそれぞれの行動にまで定着できていないという声もあります．暴力対策はマニュアル整備だけでなく，個人の行動変容を通じて，組織の行動変容をすることで組織での対応を習慣化し，安全な医療機関にするという文化を醸成する必要があります．しかし，実際には様々な取り組みを通じてもなお，そう簡単には達成されません．筆者らは参加型のワークショップなどを通じて個人や組織の意識を高め，対策実施のコンセンサスを得る取り組みを推奨しています．本項ではそのような参加型のワークショップ研修の取り上げ方などを解説します．

巻末（174，175頁）に，参加型ワークショップに活用できるアクションチェックリスト（医療機関における安心で，安全な環境づくりのための改善アクションチェックリスト）を紹介します．これは以前作成したものに，2011年に新たに改訂を加えたものです．

A 暴力対策のための職員参加型研修の企画

職員研修の立案にあたっては，対象者が何を聞きたいのか学びたいのか事前によく検討します．職員は発生時の対応の仕組みを学びたい，被害者の心

```
┌─────────────────────┐ ┌───┐ ┌─────────────────────┐
│  〈被害者への対応〉  │ │対 「│ │  〈加害者への対応〉  │
│ ・暴力の影響の把握    │ │応 暴│ │ ・事情の確認         │
│ ・事情の確認         │ │方 力│ │ ・暴力が病状に起因する │
│ ・傾聴の場を持つ      │ │針 は│ │   場合の治療見直し    │
│ ・充分な療養と刺激やストレス│ │の 許│ │ ・看護の再開         │
│   要因からの保護     │ │明 さ│ │ ・言葉による説明や書面による│
│ ・カウンセリング      │ │示 な│ │   警告              │
│ ・警察への被害届の提出 │ │「い│ │ ・治療やケアの中断の判断│
│                     │ │あ 」│ │ ・告訴など法的対応    │
│                     │ │な   │ │                     │
│                     │ │た   │ │                     │
│                     │ │を   │ │                     │
│                     │ │守   │ │                     │
│                     │ │り   │ │                     │
│                     │ │ま   │ │                     │
│                     │ │す   │ │                     │
│                     │ │」   │ │                     │
└─────────────────────┘ └───┘ └─────────────────────┘
        ⇅                            ⇅
┌─────────────────────────────────────────────────────┐
│           〈組織としての対応〉                        │
│   組織全体への影響の把握と被害者支援，職場支援，        │
│     対応の評価，暴力のリスク要因の検討，情報の共有      │
│   事例を通じたリスクの再アセスメント・体制整備・マニュアルの改訂 │
└─────────────────────────────────────────────────────┘
```

図 5-4 暴言・暴力発生後の対応

特に被害者への身体的・精神的ケアを最も重視して，経験を今後に生かす

のケア方法を知りたい，暴言・暴力の発生メカニズムの最新事情を聞きたい，など様々なものがあります．暴力研修では研修を実施しても，期待したものと違った，ということが往々にしてあります．

図 5-4 には，発生後の対応に関するポイントを整理してみました．それぞれの対応について職員研修が企画できますが，ここでは特に，本図の「組織としての対応」の研修企画の例を紹介してみます．

筆者らは「医療機関における安全で，安心な医療環境づくりのための改善アクションチェックリスト」を活用して，職場での具体的な対策を検討する参加型研修を行ってきました．表 5-3 には各県の看護協会（京都府や福島県など）で実施した 1 日の研修スケジュールを示しました．そのような実践型の参加型研修は，スキルアップコースや基礎研修コースとして設定されています．

表 5-3 で示した管理監督者向け研修ですが，暴言・暴力対策のメカニズムを学び，具体的な対応事例をロールプレイで経験し，最後に，組織としての対応としてのリスクマネジメントを整理する構成となっています．

2 医療機関における組織的な取り組みのための参加型プログラムの実施　165

表 5-3 職場における暴力リスクマネジメント研修，1日研修のスケジュール

時間	内容	準備品
10：00-10：10	開講の挨拶，オリエンテーション	資料
10：10-11：15	セッション1： 　医療機関の安全衛生マネジメント総論 グループワーク1： 　現状レビュー 　（アイスブレーキング，自己紹介含む）	講義レジメ1 ○ブレインストーミング用ワークシート （ポストイット利用）
11：15-12：00	セッション2： 　暴言・暴力対策のポイント	講義レジメ2 暴言・暴力対策総論
12：00-13：00	昼食休憩	
13：00-14：15	セッション3： 　事例を通じた対応方法の演習 グループワーク2： 　ロールプレイ 事例：手術の延期が決まった患者からの暴言 講義：ロールプレイのまとめ	講義レジメ3 ○ロールプレイ用事例
14：15-14：30	休憩	
14：30-15：45	セッション4： 　いつ，どこで，どんなリスクをマネジメントするか グループワーク3： 　チェックリスト演習 　対策優先策の討議	講義レジメ4 ○アクションチェックリスト
15：45-16：00	暴言・暴力対策の見直しポイント 総合討議とまとめ	○研修評価シート

　表5-4には，A病院の職員研修として実施した90分の研修スケジュールを示しました．具体的な対策を決める場には，医療従事者だけではなく，事務職，警備員など様々な職種を交えて検討することが大切です．図5-5は他職種が集まった参加型研修会の様子です．

　講義の時間は暴力対策のポイントを伝えることを中心にします．対策の検

表 5-4　90分研修スケジュール例（A病院での職員研修例）

17：30-17：35	開講の挨拶，オリエンテーション
17：35-18：00	講義1：安全衛生の取り組みの重要性，医療機関での暴言・暴力対策の視点と方法
18：00-18：15	当院の事例紹介　看護部安全担当
18：15-18：45	グループワーク：チェックリスト実習と討議 （いつ，どこで，どんなリスクをマネジメントするか）講義
18：45-19：00	総合討議とまとめ，質疑応答

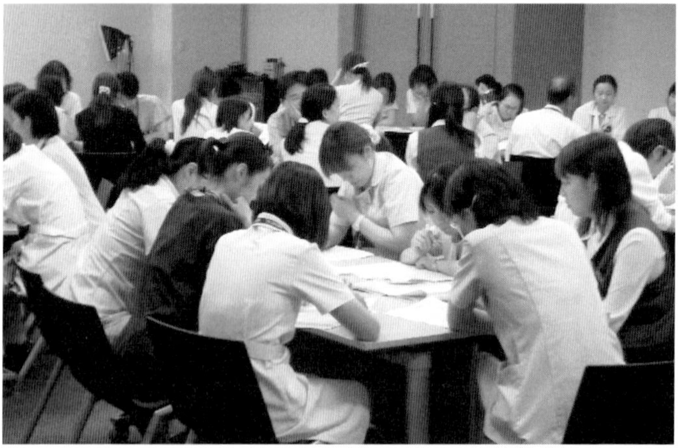

図 5-5　職場における良好な職場つくりのための参加型研修の様子

討では，すでにある良好事例から学んで，それらを共有しあい，職場単位で，あるいは個人単位で具体的な行動（アクション）に結びつくような意見交換が充分に行える場を設定することが肝心です．医療機関での具体的な暴力対策を検討するには院内の会議や委員会の場で決めることが必要ですが，暴言・暴力の対策はすでに様々なものがあり，それを実行するか否かについて，医療機関の特徴や地域の文化などに合ったものを検討することで実行性のあるものになるからです．

B 組織としての取り組みのヒントと活用できるツール

1. アクションチェックリスト

院内での暴力対策を組織的に検討する際「医療機関における安心で，安全な環境づくりのための改善アクションチェックリスト」（巻末）が活用されています．このチェックリストはアクションチェックリストとよばれ，労働安全衛生分野で，職場のリスクを洗い出し対策に結びつけるリスクアセスメントに活用されている様式のチェックリストです．従来のチェックリストとは異なり形式に特徴があります．このチェックリストでは，それぞれの項目がすぐにできる具体的なアクション（行動）を問う構造になっています．そのため，このチェックリストを活用することで，安全で安心な職場環境をつくるためにどのような行動を次にすべきかのヒントを得ることができます．

具体的には，それぞれのチェック項目に対して「この対策を提案しますか？」という問いに「□いいえ，□はい（□優先する）」から選択します．「いいえ」は，対策が必要でない，またはすでに対策が行われている状態です．「はい」は今後その対策が必要である場合に，そして優先して取り上げ

表 5-5 医療機関における安全で，安心な医療環境づくりのための
改善アクションチェックリストの活用場面

---
1. 職場の情報収集と合意形成に
   安全衛生委員会や職場内のミーティング，活動計画討議などで，良好事例と取り組み課題を討議する際の討議ツールとして用いる．実施可能な職場改善を行う合意形成に役立つ．
2. 複数グループによる研修に
   チェックリストを使った暴言・暴力対策研修などで，複数グループの討議に用いる．グループ討議で，暴言・暴力リスク低減策における良い点と改善点とをあげて報告し合い，改善提案をまとめる．
3. 職場ごとの改善の取り組みに
   部門，職場ごとに具体的な改善を行う際，ミーティングでグループ討議を行う際などに利用する．この場合も，チェックリストをもとに良い点と改善点とをあげ，改善提案に集約する．

る必要がある場合には「優先する」を選択します．

　表 5-5 には，このチェックリストの活用場面の例を示しました．職員が 50 人以上いる場合には労働安全衛生法により月に 1 度（安全）衛生委員会が開催されています．委員会の場面で年 1 回は活用するなどの場を設けます．また，病院機能評価の際に，院内暴言・暴力対策として見直ししたり，対策を検討する取り組みにも活用できます．

　チェックリストなどのリスクアセスメントツールを使わないと，ただ話し合いをするだけとなり，「自分の医療機関には暴言・暴力の事例がない」という声も聞きます．その際は，「本当にない」のか，「事例が明らかになっていないだけ」なのか検討する必要があります．また，報告することにより自分の評価が下がることを懸念して，報告しないことも多いこともよく知られた事実です．

　ほとんどの医療機関では暴言・暴力に関する問題が起こっているのですが，報告する方法を知らない，報告用紙がそもそも存在していない場合もあります．また，患者から医療従事者への暴力は報告されるけれども，職員間の暴力の事例は取り上げる手順や，検討する場面がないという組織的な課題もあります．

2．チェックリスト活用のヒント

　チェックリスト活用場面は，職場の合意形成の場面になります．職場の仲間がお互いに何を考えて，暴力予防についてどのように考えているかを知るとき，組織はまとまって最大限の能力を発揮します．小人数のグループワークや職場ミーティングの場を活用して，職員間の連帯感をつくり，小さな改善提案が実行されているという成功体験の共有は，暴力を容認せず，お互いを支え合うよりよい職場風土を形成します．

　チェックリストの活用の簡単な方法はそれぞれの回答を集計してリーダーがまとめる，あるいはチェック項目結果をヒントにしながら，少人数単位でまず「職場ですでに取り組んでいる対策」を確認し合うことです．職場では実はすでに暴力防止のための様々な取り組みが進められていることに，職員

は気づくことができます．

次に，改善点について検討し，その改善コンセンサスを得るプロセスをとります．その際，トップの方針の宣言と共有，本活動への職場の半数以上の参加，だらだらと改善活動を継続しない，時には改善を行うことのみを最終目標にせず，暴力の事例にお互いに共感する場面づくりを定期的にもつことでも組織的な暴力対策につながり，よりよい職場風土づくりにつながるとの信念をもつ，年間計画のなかで取り上げることなどが有用です．

おわりに

医療従事者が安心して安全に健康に働くことのできる労働環境作り，また適切なケアの提供と職業上のリスクへの対応方法を提案し進めていくことが，安心・安全な医療の確保のためにも必要不可欠です．医療制度改革のなかで医療従事者をとりまく労働環境が大きく変化してきている今こそ，医療従事者の働き方を見直すチャンスと考えます．しかし，このような取り組みは一朝一夕でできるものではなく，2，3年単位の取り組みによって初めて文化のように定着するようになるようです．また，取り組みをやめるとすぐに文化がなくなるということも忘れてはなりません．

患者のための医療安全対策も，労働者のための労働安全衛生対策も，職場環境・働き方・マネジメント方法，どれも根っこは同じです．そこでは効果的なリスクアセスメントの実践に関心が向いていて，アクションチェックリスト（巻末）の活用，話し合いの場を設定する参加型研修の立案を強くおすすめします．

■文献

1) 日本看護協会．保健医療福祉施設における暴力対策指針，2006. p.30.
2) 和田耕治，古川 徹，三木明子．「アクションチェックリスト」を活用した具体策な対策づくり．In: 相澤好治 監修，和田耕治 編集．ストップ！ 病医院の暴言・暴力対策ハンドブック．東京: メジカルビュー社；2008. p.227-32.
3) 吉川 徹．労働科学研究所主催 医療機関における暴言・暴力対策を考えるセミナー開催．労働の科学．2008; 63(3): 158.

〈吉川　徹，和田耕治〉

コラム 暴力後に行うメンタルケア

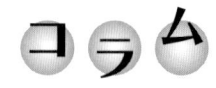

　暴力を受けた直後の被害者の心理的反応は複雑です．悔しさ，怒り，無力感，暴力行為者への不信感，嫌悪感，敗北感など，大変混乱しています．時間が経つにつれ，悔しさや怒りの気持ちが強くなったり，やる気が起きなくなったり，突然暴力時の光景が思い出され，パニックになることもあります．これらはASD（急性ストレス障害）といわれ，人が異常なストレスにさらされた時の正常な反応になります．通常1カ月以内で時間とともに軽快を認めますが，それ以上続くとPTSD（心的外傷後ストレス障害）の症状を認める場合があります．そのためPTSDの予防には初期のメンタルケアが重要です．

　暴力直後に最優先すべきことは，暴力によるダメージの把握です．傷害を認めれば，迅速な治療やケアに繋げます．次に，被害者が落ち着くための場所を確保します．暴力事件の現場が見えず，できるだけ静かな場所が望ましいといえます．被害者の心理的動揺や混乱を避けるため，休息をとらせ，落ち着くためにカフェインの少ない飲み物を準備し，勧めてみるといいでしょう．不安や恐怖を増強させないためにも，孤独にせず，自分を守ってくれる人（同僚，先輩，管理者）といることで安心感を得てもらいます．感情を整理したいために，1人になりたがる被害者もいますが，感情を表現することが，苦しみを和らげる有効な手段となりえるため，この時傍にいることが重要です．

　本人が少し落ち着いたところで事実を確認します．状況が許せば事例検討会を開きます．次の暴力の発生を抑えるために有用であり，また被害者や目撃者となった職員のメンタルケアの場にもなります．その時メンバーは「怪我はなかったですか」，「驚きましたね」，「恐い思いをしましたね」など受容的・共感的態度で接し，被害者への尊重・理解を伝えることが大切です．

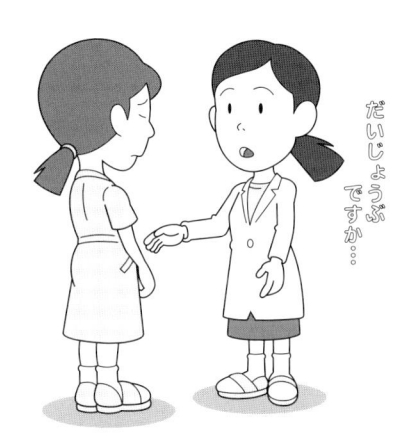

この時，注意しなければならないのは二次被害の防止です．暴力行為者により被害者は傷つけられ（一次被害），被害者に対し不適切な対応をした職員によりさらに傷つけられることを二次被害と言います．対応の注意点を以下に示しました．

二次被害防止のための職員の対応の注意点

＜暴力被害者への対応の注意点＞
- 被害者の身体的・メンタルケアを優先し，性急な原因追求をしない
- 被害者の対応が適切でなかったとしても責めない
- 自分の価値観・指導・助言の押し付けはしない
- 暴力の影響は見た目の傷害の程度だけで判断しない
- 被害者を心配していること，大切に思っていることを伝える

＜事例検討会での対応の注意点＞
- 被害者の判断や対応に関する議論よりも，被害者の気持ちの理解に重点を置く
- 暴力の事実だけを確認し，各自の解釈を話しあわない
- 今後の暴力被害を防ぐための対策を話し合い，明示する

病院内外で，緊急時の心のケアが受けられる体制があれば利用します．そして必要時，医療機関を受診し，災害補償の給付や公務災害の申請を行います．

　暴力被害の翌日以降は，「気持ちを察して見守る」，「そっとしておく」ことがよいと考えがちです．しかし，管理者は本人の体調や訴えを聞きながら，勤務時間短縮や療養の必要性を判断したり，暴力行為者と接点がない勤務場所の配置の工夫など，就業上の配慮を行う必要があります．

　被害後数週間以内には，面接の時間を設けて，心身の不調の把握を行い，必要時，医療機関を受診させます．

　被害後数カ月間は，見守りの時期であり，日常業務に復帰している被害者の変化の把握に努めることが重要です．

〈三木明子〉

医療機関での体制作り　まとめ

　もし，医療機関として「暴力」に困っているとしたら，暴力対策だけをやるのではなく，職員の接遇や，職員同士が協力し合う組織になっているかなど，包括的に取り組む必要があります．組織の体制作り，担当者を配置してその時間を確保し，医療機関が一丸となって安全な医療機関にするという文化を築くために様々な地道な取り組みを継続して行う必要があります．

　暴力対策を進めるための7つのステップがあります．

- ☐ 1. 医療機関としての方針を定めます
- ☐ 2. 院内での発生状況を調査します
- ☐ 3. 予防策を講じます
- ☐ 4. 事例が発生した場合の対応を決めます
- ☐ 5. 教育や情報の共有を行います
- ☐ 6. 対策の効果や実施状況を評価します
- ☐ 7. 対策を改善します

　特に予防が重要です．そのため普段からの取り組みが求められます．また，皆にその取り組み（相談窓口の設置や対応マニュアルの整備など）を周知することは容易ではないので，積極的に伝える努力をすることも不可欠です．

　筆者らはアクションチェックリスト（次頁に掲載）を用いた参加型のワークショップの開催を薦めます．様々な職種を交えて必要な対策を共に考える取り組みによって個人や組織の意識を高め，対策を共有し，さらに必要な対策を明らかにします．もし全体での開催が難しい場合には安全衛生委員会などの場で実施してもよいでしょう．

　取り組みは一朝一夕でできるものではなく，2，3年単位の取り組みによって初めて文化のように定着するようになるようです．また，取り組みをやめるとすぐに文化がなくなるということも忘れてはなりません．

　暴力の問題は早く解決し，医療に専念できることこそ我々も患者も強く願うことです．

〈和田耕治〉

医療機関における安全で，安心な環境づくりのための改善アクションチェックリスト 2011
ACtion Checklists for Ensuring Safety and Security in Hospitals (ACCESS-Hospitals)

【チェックリストの使い方】この改善チェックリスト集は「アクションチェックリスト」と呼ばれるスタイルをとっており，全国の医療機関ですでに行われている良好事例に基づいて作成されました．チェックの際にはどの対策を行えば職場がより安全で安心な環境になるかという視点で対策を選びます．

　最初にチェックリストの対象職場を決めます．それぞれのチェック項目に対して，「この対策を提案しますか？」という問いに「□いいえ，□はい（□優先する）」と答えます．具体的には「いいえ」は，対策が必要でない．またはすでに対策が行われていることを意味します．その対策が今後必要と考える際に「はい」にチェックします．一通りチェック後，「はい」にチェックした項目から，特に優先して取り上げる 3-5 項目を選び，「優先する」を選択します．

実際にはそれぞれのチェックリストを医師，看護師，リスクマネジャー，事務職，産業医など様々な職種を交えて 5～8 名程度でグループを作り，グループ討議の際に活用し，最終的には優先順位の高い対策を中心に意見交換をすることで今日からの対策を決定することが可能となります．

改善チェック項目リスト

―対策がすでに行われている，または該当しない場合→「いいえ」
―その対策を取り上げたい，今後必要な場合　　　　→「はい」にチェックする．
「はい」と選択されたものから特に優先して取り上げるべき項目→「優先する」
（3-5 項目）にチェックし，他者と比較検討をし，今日から行う改善を決める．

この対策を提案しますか？

		いいえ	はい	優先する
A. 予防策 1 施設の環境づくり	1. 施設の明るさ，音，スペースなどが患者と医療従事者にとって快適なものにします．			
	2. ゆったりとした気分で過ごせるような医療機関にします．			
	3. 待ち時間をできるだけ減らし，残りの待ち時間がわかるような工夫をします．			
	4. 事例発生時に安全な場に避難できる経路を確保します．			
	5. 監視カメラや録音機（レコーダー）の数と設置場所を適切に定めます．			

（次頁につづく）

			いいえ	はい	優先する
B. 予防策2 良好なコミュニケーション	6.	来院者に積極的に笑顔で挨拶と声掛けをします．			
	7.	親切な接遇を常に心がけます．			
	8.	ロールプレイなどを取り入れた事例予防のためのコミュニケーショントレーニングを定期的に行います．			
	9.	患者が相談できる窓口や意見箱などをわかりやすい場所に設置し，患者や家族に周知します．			
	10.	患者からの意見（クレーム）や質問から積極的に改善のヒントを得て，実践します．			
C. 予防策3 安心できる体制づくり	11.	対応策や事例を検討するミーティングや委員会を定期的に開催します．			
	12.	患者の状態や症状を把握して，事例発生の可能性を評価し，予防や注意した対応をします．			
	13.	警備員を配置して，巡回による予防や事例発生に備える体制を整えます．			
	14.	緊急時や夜間の責任者への連絡手順を定めます．			
	15.	日ごろから警察や弁護士などの外部機関との連携を行います．			
D. 予防策4 現場の備え	16.	医療機関の方針として，「いかなる暴力も容認しない」，「被害にあった場合は組織として職員を守る」ことを皆に周知します．			
	17.	暴力や迷惑行為を容認しないということをポスターや配布物に掲載します．			
	18.	定期的に職場巡視して，事例が起こりやすいところを特定して，改善します．			
	19.	対応策をまとめた簡便なマニュアルを職員全員に配布するなどして周知します．			
	20.	緊急時に応援を呼ぶ手順や護身のための対応や避難などの実地訓練を行います．			
E. 発生時の対応	21.	事例が発生したら，まず自分の身を守りつつ，周囲の人を守る行動（避難，助けを呼ぶなど）をします．			
	22.	発生時には決められた対応手順や報告（上司や意思決定者など）をします．			
	23.	患者や職員の安全に影響が及ぶなどの際には，警察に通報します．			
	24.	事例が速やかに解決するように，現場で管理者も含めてあらゆる努力をします．			
	25.	発生事例について複数人で正確な記録を作成します．			
F. 収拾時の対応	26.	被害者やその場に居合わせた人のケアを行います．担当者がいない場合は教育を行うなどして体制を整えます．			
	27.	職場の管理者に被害者のケアなどのための支援を行います．			
	28.	被害者やその場に居合わせた人が安心して仕事へ復帰できるよう支援します．			
	29.	加害者からの暴力の再発を予防するために被害者の配置などを検討します．			
	30.	発生事例を全員で共有する場や手順を決め，さらなる被害の予防を目指します．			

2011©暴言・暴力対策チェックリストワーキンググループ　吉川　徹[1]，和田耕治[2]，三木明子[3] 作成
©1）財団法人労働科学研究所研究部，2）北里大学医学部公衆衛生学，
　3）筑波大学大学院人間総合科学研究科

索　引

■あ行

アクションチェックリスト
　　　　　　　　　163,167,174
アスペルガー症候群　　　　144
愛知県医師会医療安全支援センター
　　　　　　　　　　　　　135
悪質なセクハラの対応　　　 56
安全配慮義務　　　　 49,50,161
安全文化　　　　　　　　　 84
インシデント・アクシデント報告
　　　　　　　　　　　　　104
いじめ　　　　　　　　　　 22
いびき　　　　　　　　 98,114
言いがかり　　　　　　　　 84
医療安全相談センター　　　125
医療機関における安全で，安心な
　　医療環境づくりのための
　　改善チェックリスト　157,163
医療費の不正請求　　　　　139
医療費の明細書　　　　　　139
医療不信　　　　　　　　　 83
院内暴力
　　　実態調査　　　　　　 42
　　　対策　　　　　　　　 9
　　　防止対策のフローチャート　11
うつ状態　　　　　　　　　143
オレム・アンダーウッド理論　111

■か行

看護師のモチベーション　　 35
看護判断　　　　　　　　　100

患者間トラブル（暴力）　 93,98
　　　原因　　　　　　　　114
　　　精神障害　　　　　　106
　　　防止　　　　　　114,115
　　　発生状況　　　　　　 94
患者の状況認知　　　　　　100
患者の立場　　　　　　　　147
管理者の役割　　　　　　　 30
キレる　　　　　　　　　　141
企業の社会的責任　　　　　 28
危険物　　　　　　　　　　103
虐待　　　　　　　　　　　122
急性ストレス障害　　　　　170
凶器　　　　　　　　　　　 96
緊急コード　　　　　　　　 43
クレーマー化　　　　　　　141
クレーム　　　　　　　　　 83
苦情　　　　　　　　　　　140
苦情相談センター　　　121,135
空調設備　　　　　　　　　 99
果物ナイフ　　　　　　　　 96
傾聴の鉄則　　　　　　　　103
携帯電話　　　　　　　　　100
警察　　　　　116,117,119,120,149
警察通報　　　　　　　　　114
研修スケジュール　　　　　164
言語的コミュニケーション　 62
コードホワイト　　　　　　 71
コードマニュアル　　　　　 71
コミュニケーション　　 83,106
　　　活性化　　　　　　　 34
コミュニケーションスキル　61,148

五感	101	被害者	16
		せん妄	73
■さ行		生活騒音	95,114
さすまた	69	生活ルール	102
殺人未遂	128	生命的危機	98
使命感	75	精神疾患	73,81
事故調査委員会	133	精神障害	106
事後報告	104	精神的サポート	22
質問表	156,157	精神的暴力	3,18
重症感	100	精神的余裕	144
証拠	158	精神病	143
証拠保全	80	精神保健福祉法	110
傷害	107	誓約書	115
状況把握	100	咳	114
情報共有	73,159	責任能力	108
職員間暴力	2	接遇	123
影響	6	組織改革	160
被害者	3	組織作り	123
傍観	15		
対策	9	■た行	
職員参加型研修	163	対人関係	106
職業的クレーマー	149	男女雇用機会均等法	9
職業倫理観	75	チーム医療	34
職場の人間関係	132	仲裁	102
心的外傷後ストレス障害	17,104,170	強い口調	136
心理的負担	2	電話対応	63
人格障害	143	トラブル	61,143
ストーカー	58	発生の対応	96
ストーカー規制法	59	トリアージ	35,66
ストーキング	16	ドクターハラスメント	
ストレス	22,27,61,124	（ドクハラ）	121,141,143,149
対策	132	怒鳴る	136
ストレスケア	71	統合失調症	111,143
セクシャルハラスメント			
（セクハラ）	4,153	■な行	
対応のコツ	54	内部告発	124
対策	9	二次被害	3,12,171

認知の障害	100		暴力対策の7つのステップ	153
認知能力	109		暴力発生の背景	46
			暴力発生時の対応手順	77
■は行			暴力容認の文化	123
ハラスメント	24,27,159			
ハラスメント相談窓口	32		■ま行	
パワーハラスメント			マスコミ沙汰	150
（パワハラ）	22,27		待合室のスペース	99
起きる背景	27		ミス	27
問題レベル	29		認める苦痛	141
はさみ	96		メンタルケア	170
破壊的行動	125		メンタルサポートシステム	89
発達障害	143		モチベーション	35,61,159
ピアレビュー	141		モンスターペイシェント	41,141
非言語的コミュニケーション	62			
非言語的シグナル	104		■や・ら行	
被害者のケア	103		薬物	73
病院の管理権	115		よろず相談メモ	119
病床環境	98		リーダーシップ	114
フィッシュ哲学	34,37		倫理綱領	121
プライバシー侵害	138		ロールプレイ	124,164
不用意な一言	137		労働安全衛生法	86
普遍的セルフケア要素	111			
振り返り	112		■欧文	
ベッドの位置	99		ASD	170
ポスター	68,89,141,157,158		CSR	28
包括的暴力防止プログラム	112		CVPPP	112
方針	94,123,154		ICレコーダー	158
法的措置	115		non-verbal communication（NVC）	
防衛的姿勢	104			62
防犯ベル	69		PTSD（post traumatic stress	
防犯用具	69		disorder）	17,104,170
暴言	136		verbal communication（VC）	62
暴行	107			

医療機関における暴力対策ハンドブック
〜患者も医療者も安心できる環境をめざして〜 ©

発　行	2011年5月25日　初版1刷
編著者	和田耕治
	三木明子
	吉川　徹
発行者	株式会社　中外医学社
	代表取締役　青木　滋

〒162-0805　東京都新宿区矢来町62
電　話　03-3268-2701(代)
振替口座　00190-1-98814番

印刷・製本／横山印刷(株)　　　〈HI・YI〉
ISBN 978-4-498-07646-4　　Printed in Japan

JCOPY　＜(社)出版者著作権管理機構　委託出版物＞

本書の無断複写は著作権法上での例外を除き禁じられています．複写される場合は，そのつど事前に，(社)出版者著作権管理機構（電話 03-3513-6969, FAX 03-3513-6979, e-mail: info@jcopy.or.jp）の許諾を得てください．